Monthly Book Derma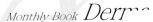

編集企

JN115778

　Unna によると，母斑とは「遺伝的，胎生的素因に基づき，生涯の様々な時期に出現し，徐々に発育し，色調・かたちの異常を主体とする，限局性の皮膚奇形」と定義される．一方，母斑症とは「母斑の範疇に属する病変が皮膚のみならず全身の諸臓器にも出現し，一つのまとまった疾患単位を形成したもの」と定義されている．すなわち母斑症とは母斑＋皮膚以外の臓器に母斑と同様の病因により様々な病変が生じる症候群であると定義できる．したがって，母斑症を解説すればおのずから母斑の説明も可能になると考えられる．限りある本紙のスペースでは数ある母斑・母斑症の両方を詳細に解説するのは困難である．そこで，本特集では代表的な母斑症について解説した．

　母斑症には遺伝性の疾患も多く，ここ 10～20 年の遺伝子解析技術の進歩に伴い，病因遺伝子の同定とそれに続く病態の解明が急速に進んだ疾患群である．

　さらに母斑症では病因遺伝子の遺伝子産物がシグナル伝達物質で，その異常の結果シグナル伝達の経路に異常を起こし，様々な症状をきたしているものも多い．例えば，結節性硬化症（TSC）では *TSC1*，*TSC2* 遺伝子の異常の結果 PI3K-AKT-mTOR の系が恒常的に活性化し発症する．神経線維腫症 1 型（NF1）では *NF 1* 遺伝子の異常の結果 RAS-MAPK の系が，基底細胞母斑症候群では *PTCH1* 遺伝子のハプロ不全によりヘッジホッグシグナルの更新が起こり発症する．このように病態解明の結果，病態や原因遺伝子に基づいた新規分類の提唱や新たな分子標的薬の開発がなされ，治療指針もまとめられてきた．実際，NF1 やヌーナン症候群，CFC 症候群など RAS-MAPK の系の異常で起こる一連の疾患群を RASopathy と称することも多い．また TSC における mTORC1 の阻害薬や小児のびまん性神経線維腫に対する MEK 阻害薬など，有効な分子標的薬が治療薬として使用可能になってきている．

　「母斑・母斑症の診療 update─基礎から実践まで─」においては，最近解明された様々な母斑症の病態とそれに基づいた疾患の新規分類や診断基準，治療法について，各分野のエキスパートの先生方に解説していただいた．

　こうした疾患では，多くの診療科や，基礎研究部門との横断的な診療が不可欠になってきている．同時に皮膚科医も皮膚のみではなく全身疾患の一症状として皮膚病変をみることが必要となってきた．本企画が皮膚科の第一線で皮膚診療に従事されている先生方，さらに皮膚科であたらしく診療に従事しようとされている若い先生方の日常の診療に役立つと同時に，母斑症などの皮膚の遺伝病に興味を持っていただけるきっかけになれば幸いである．

2021 年 12 月

金田眞理

KEY WORDS INDEX

WRITERS FILE
ライターズファイル
(50 音順)

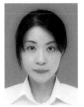

荒畑　幸絵
（あらはた　ゆきえ）

2003年	北海道大学卒業 国立東京医療センター初期研修
2005年	国保旭中央病院小児科
2017年	国立精神神経医療研究センター病院小児神経科
2020年	千葉ろうさい病院小児科
2021年	国際医療福祉大学成田病院小児科，講師

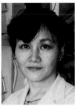

金田　眞理
（かねだ　まり）

1980年	愛媛大学卒業
1981年	大阪大学大学院医学研究科博士課程入学
1985年	同修了
1987年	箕面市立病院皮膚科
1988年	カリフォルニア大学サンフランシスコ校（UCSF）留学
2007年	大阪大学皮膚科，講師
2014年	同大学附属病院，病院教授（兼任）
2019年	同大学皮膚科，准教授
2021年	同大学大学院医学系研究科保健学専攻神経皮膚症候群の治療法の開発と病態解析学寄附講座，寄附講座教授

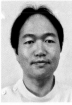

中西　元
（なかにし　げん）

1993年	岡山大学卒業
1997年	同大学大学院医学科卒業（皮膚科学専攻）
1997年	広島市民病院皮膚科，医員
1999年	岡山大学医学部附属病院皮膚科，助手
2000年	米国国立環境衛生科学研究所留学，リサーチフェロー
2003年	岡山大学医学部附属病院皮膚科，助教
2008年	滋賀医科大学医学部附属病院皮膚科，講師
2010年	同，准教授
2013年	なかにし皮フ科クリニック，院長

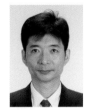

大磯　直毅
（おおいそ　なおき）

1994年	大阪市立大学卒業 同大学皮膚科入局
1996年	池田回生病院皮膚科
2001年	大阪市立大学大学院修了，博士号取得
2001年	米国コロラド大学留学
2003年	済生会富田林病院皮膚科
2005年	近畿大学皮膚科，講師
2012年	同，准教授

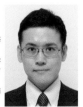

久保　亮治
（くぼ　あきはる）

1994年	大阪大学卒業
2000年	大阪大学大学院医学研究科卒業 ERATO 月田細胞軸プロジェクト，研究員
2001年	京都大学大学院医学研究科分子細胞情報学講座，助手
2006年	慶應義塾大学医学部皮膚科学教室，助教
2013年	同，講師
2016年	同，准教授
2021年	神戸大学大学院医学研究科内科系講座皮膚科学分野，教授

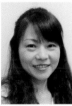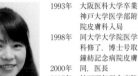

長濱　通子
（ながはま　みちこ）

1993年	大阪医科大学卒業 神戸大学医学部附属病院皮膚科入局
1998年	同大学大学院医学研究科修了，博士号取得 鐘紡記念病院皮膚科
2000年	同，医長
2007年	神戸百年記念病院皮膚科・美容皮膚科，医長
2010年	同，部長
2020年	大阪医科薬科大学皮膚科，非常勤講師
2022年	神戸ほくと病院皮膚科・美容皮膚科，部長

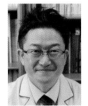

小関　道夫
（おぜき　みちお）

2002年	愛知医科大学卒業 大垣市民病院小児科，医員
2006年	岐阜大学医学部附属病院小児科，医員
2007年	名古屋第一赤十字病院小児血液腫瘍科，レジデント
2013年	岐阜大学医学部附属病院小児科，助教
2017年	同，講師
2021年	同大学大学院医学系研究科小児科学，臨床准教授

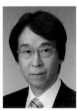

巽　浩一郎
（たつみ　こういちろう）

1979年	千葉大学卒業 同大学呼吸器内科入局
1988年	同，助手
1989年	米国コロラド大学ヘルスサイエンスセンター留学
1998年	千葉大学呼吸器内科，講師
2008年	同，教授
2020年	同大学真菌医学研究センター呼吸器生体制御解析プロジェクト，特任教授

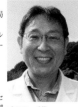

吉田　雄一
（よしだ　ゆういち）

1994年	九州大学卒業 同大学皮膚科入局
1996年	アメリカ Case Western Reserve 大学（皮膚科）留学
1999年	国家公務員共済組合連合会浜の町病院皮膚科
2001年	九州大学皮膚科，助手
2002年	福岡大学皮膚科，助手
2005年	同，講師
2006年	鳥取大学皮膚科，助教授
2007年	同，准教授へ名称変更
2020年	同大学医学部附属病院皮膚科，科長（臨床教授）

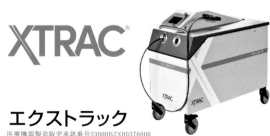

母斑・母斑症の診療 update—基礎から実践まで—

◆編集企画／大阪大学寄附講座教授　金田　眞理　◆編集主幹／照井　正　大山　学

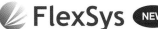
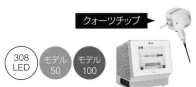
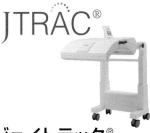

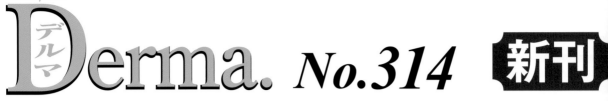

Monthly Book

Derma. *No.314* 新刊

手元に1冊！
皮膚科混合・併用薬
使用ガイド

MB Derma. *No.314* 2021 年 10 月増大号

編集企画：大谷　道輝（佐々木研究所研究事務室長）
定価 5,500 円（本体 5,000 円＋税）
B5 判　134 ページ

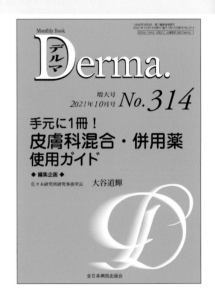

外用薬の混合・併用療法の基礎理論をまとめ、
実臨床で有益な組み合わせを例示した1冊！

　外用薬の混合・併用に伴う皮膚透過性の変化やジェネリック医薬品との関連、保存期間など、基剤・剤形の特性からみた注意点と基礎理論を概説。また、「私が勧める外用薬の混合の組み合わせ」では、エキスパートが実践の場で用いている組み合わせを例示し、使用にあたってのポイントとピットフォールを解説！

全日本病院出版会
www.zenniti.com

〒113-0033 東京都文京区本郷 3-16-4　Tel：03-5689-5989
Fax：03-5689-8030

MB Derma, 317：1-6, 2022.

◆特集／母斑・母斑症の診療 update―基礎から実践まで―

神経線維腫症1型

吉田雄一*

Key words：神経線維腫症1型(neurofibromatosis 1)，母斑症(phacomatosis)，診断基準(diagnostic criteria)，セルメチニブ(selumetinib)，MEK 阻害薬(MEK inhibitor)

Abstract　神経線維腫症1型(以下，NF1)の診断は，これまで1988年に作成された臨床的診断基準が用いられてきたが，遺伝子診断技術の進歩に伴い，本邦では2018年に診療ガイドラインの改定が行われ，遺伝学的診断基準が明記された．海外においても2021年に新たな診断基準が提案され，遺伝学的な基準が追加されたが，病的な変異(バリアント)の判定が難しい場合もあり，臨床症状や家族歴の確認が重要とされている．
　治療においては，これまで対症療法が行われてきたが，徐々に病態の解明が進み，米国では2020年に切除不能なびまん性神経線維腫を有する小児に対してセルメチニブ(MEK阻害薬)が認可された．日本においても現在，同薬の臨床試験が進められている．しかしながら，成人のびまん性神経線維腫や皮膚の神経線維腫，他の合併症に対するセルメチニブの有効性はいまだ明らかにされておらず，今後の解明が待たれる．

はじめに

　神経線維腫症1型(以下，NF1)は，本邦での患者数は約40,000人で，その発症頻度は人種にかかわらず出生1/3,000人と，皮膚科では比較的診療機会の多い遺伝性疾患である[1]．1990年にその原因遺伝子は明らかにされていたが[2]，家族歴のない場合，臨床所見のみでは小児期のレジウス症候群との鑑別が難しく[3]，これまで遺伝子診断の可否が議論されてきた．また，NF1には神経線維腫をはじめ様々な症状がみられるが，対症療法(外科的治療)が主体であり，特に plexiform neurofibroma(びまん性神経線維腫)に対して治療困難な場合が多かった．

　これまで海外では数多くの臨床試験が行われてきたが，2020年に MEK 阻害薬による内服療法がついに米国で認可され[4]，本邦でも将来的な治療

* Yuichi YOSHIDA，〒683-8503 米子市西町86
　鳥取大学医学部感覚運動医学講座皮膚科学分
　野，准教授

薬として期待が持たれている．

　本稿では，本邦と海外における NF1 の診断の現状と将来的な治療について述べる．

NF1 の診断について

　表1に，2018年に改定された日本皮膚科学会で作成された NF1 の診断基準を示す．これまで NF1 の診断は，1988年に National Institutes of Health で提唱された臨床的診断基準が用いられてきたが[5]，遺伝子診断の精度の向上に伴い，新たに遺伝学的診断基準が追加された．本邦では NF1 の遺伝子検査ができる施設は限られていたが，2020年11月から外注検査が可能となった[6]．ただし，2021年9月現在では保険適用外(自費で38,500円)で，検査を依頼する前に各施設において臨床遺伝専門医による遺伝カウンセリングが必要である．また，NF1 の病的バリアントの判定には専門的な判断を要するため，注意が必要である．

　臨床的診断基準については，大きな変更点はなく，生下時からみられる6個以上のカフェオレ斑

表 1. 神経線維腫症 1 型(レックリングハウゼン病)の診断基準(日本皮膚科学会)(文献 1 より引用改変)

1)遺伝学的診断基準

NF1 遺伝子の病因となる変異が同定されれば,神経線維腫症 1 型と診断する.ただし,その判定(特にミスセンス変異)においては専門科の意見を参考にする.

本邦で行われた次世代シーケンサーを用いた変異の同定率は 90%以上と報告されているが,遺伝子検査で変異が同定されなくとも神経線維腫症 1 型を否定するわけではなく,その診断に臨床的診断基準を用いることに何ら影響を及ぼさないことに留意する.

2)臨床的診断基準

1. 6 個以上のカフェオレ斑
2. 2 個以上の神経線維腫(皮膚の神経線維腫や神経の神経線維腫など)またはびまん性神経線維腫
3. 腋窩あるいは鼠径部の雀卵斑様色素斑(freckling)
4. 視神経膠腫(optic glioma)
5. 2 個以上の虹彩小結節(Lisch nodule)
6. 特徴的な骨病変の存在(脊柱・胸郭の変形,四肢骨の変形,頭蓋骨・顔面骨の骨欠損)
7. 家系内(第一度近親者)に同症

7 項目中 2 項目以上で神経線維腫症 1 型と診断する.

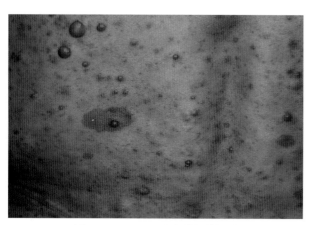

図 1. カフェオレ斑と神経線維腫

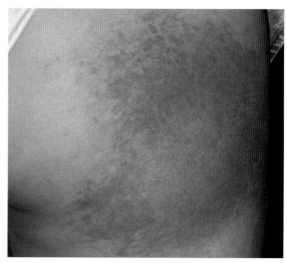

図 2. 大型の色素斑

が極めて重要である[7].雀卵斑様色素斑も小児期から主に鼠径部・腋窩にみられるようになる.ただし,家族歴のない小児においては同様の症状を呈し,色素斑が主体のレジウス症候群[8]との鑑別はできない.NF1 に特有の皮膚の神経線維腫は思春期頃からみられるようになる(図 1).びまん性神経線維腫は生下時から存在する大きな色素斑(大レックリングハウゼン斑)から生じ,小児期に増大する傾向が強い(図 2)[9].虹彩小結節も小児期からみられるので,診断には有用である.視神経膠腫は,急な増大は稀であるが,その治療には専門的な知識を要する.頻回の画像検査は必須ではないが,視野の異常が疑われるようであれば,小児科あるいは眼科へ紹介を行う.特徴的な骨病変

として,四肢骨の変形,頭蓋骨の欠損があるが,極めて稀である.両者とも生下時からみられるので,異常が疑われれば整形外科,脳外科に紹介する.脊椎の変形は思春期頃から約 10%の頻度でみられるが,NF1 に対する特異度は低い.

NF1 のような遺伝性疾患では家族歴(両親)の確認が極めて重要であり,その頻度はおおむね半数程度である.体細胞の異常により生じる部分的な NF1(モザイク)は,全体の 10%程度と報告されている[10].

ここで,最近海外で新たに発表された NF1 とレジウス症候群の診断基準について触れておきたい[11].表 2 に,Legius らにより提唱された改定版の NF1 診断基準を示す.大きな変更点として,ま

表 2. NF1 診断基準（改定版）（文献 11 より引用改変）

A：NF1 と診断された両親のいない場合，以下の 2 項目以上がみられる者
- 6 個以上のカフェオレ斑（思春期前は最大径 5 mm 以上，それ以降は 15 mm 以上）
- 腋窩あるいは鼠径部の雀卵斑様色素斑[*1]
- 2 個以上の神経線維腫瘍（どのタイプでも良い）あるいは 1 個以上のびまん性神経線維腫
- 視神経膠腫
- 2 個以上の虹彩小結節（細隙灯顕微鏡検査）あるいは 2 個以上の脈絡膜の異常（光干渉断層撮影/近赤外線反射分析法で観察される明るい不規則な結節）
- 特有の骨病変（蝶形骨形成不全[*2]，前外側への脛骨の彎曲，長管骨の偽関節）
- おおむね 50% 以上の *NF1* 遺伝子のヘテロ接合型病的バリアント（白血球のような正常組織）

B：A の診断基準を満たす両親がいて，A の 1 項目以上がみられる小児

[*1]：もし，カフェオレ斑と雀卵斑様色素斑のみであれば診断は NF1 の可能性が高い（例外としてレジウス症候群）．
2 つの色素斑のうち少なくともどちらかは両側性である．

[*2]：眼窩にびまん性神経線維腫があれば蝶形骨形成不全は独立した診断項目にはならない．

ず家族歴の有無で 2 群（A と B）に分けていることが挙げられる．特に家族の対象を両親に限定し，NF1 の家族歴があれば，診断基準の 1 項目でも満たせば NF1 と診断される．両親が NF1 でない場合には，7 項目中 2 項目を満たせば NF1 と診断される．NF1 の病的バリアントが診断項目に追加されたが，この基準では日本皮膚科学会の基準とは異なり，遺伝学的な異常は他の項目と同等に取り扱われている．これは家族歴のない患者では，病的なバリアントの判定（50% 以上の *NF1* 遺伝子のヘテロ接合型病的バリアント）に慎重な判断が求められるからであろうと考えられる．さらに眼科的な異常に関しては，虹彩小結節以外に脈絡膜の異常が追加された．脈絡膜の異常は光干渉断層撮影あるいは近赤外線反射分析法で観察される明るい不規則な結節で，NF1 に特異度，感度が高いと報告されている[12]．骨病変として本邦での診断基準には脊柱の変形が含まれているが，NF1 に特異度が低いため，海外の基準では採用されていないことに注意が必要である．他に細かな点として，カフェオレ斑と雀卵斑様色素斑のうち，どちらかは両側性の必要がある．また，蝶形骨の形成不全がみられても，同部にびまん性神経線維腫の合併がある場合には独立した診断項目にならないと規定されている（1 項目と判定する）．

NF1 の鑑別診断として最も問題となるレジウス症候群の診断基準においても，両親の家族歴に重きが置かれている（表 3）．診断基準は NF1 と比較してシンプルである．両側性に 6 個以上のカ

表 3. レジウス症候群の診断基準（文献 11 より引用改変）

A：レジウス症候群と診断された両親のいない場合，以下の項目がみられる者
- 両側にみられる 6 個以上のカフェオレ斑（腋窩あるいは鼠径部の雀卵斑様色素斑を除いて NF1 の診断項目がみられない者）[*1]
- おおむね 50% 以上の *SPRED1* 遺伝子のヘテロ接合型病的バリアント（白血球のような正常組織）

B：A の診断基準を満たす両親がいて，A の 1 項目以上がみられる小児

[*1]：6 個未満のカフェオレ斑はレジウス症候群を除外しない．

フェオレ斑があり，雀卵斑様色素斑以外は NF1 の診断項目がみられない患者で，50% 以上の *SPRED1* 遺伝子のヘテロ接合型病的バリアントが必須となる（家族歴がある場合にはどちらか 1 項目のみ満たせばよい）．NF1 と異なり，カフェオレ斑が 6 個未満であってもレジウス症候群を完全に否定できないことに注意が必要である．

この海外の改定版では，NF1 とレジウス症候群のモザイクについても診断基準が作成されている（表 4）．NF1 モザイクの診断基準は複数のパターンがあり，少し複雑である．遺伝子検査で正常組織からの *NF1* 遺伝子のヘテロ接合型病的バリアントが 50% 以下の場合（両親が NF1 である場合を除く），あるいは正常組織に病的バリアントがなく，解剖学的に異なる 2 か所の部位から同一の病的バリアントがみられる場合，限局した皮膚病変があり，それ以外の NF1 の診断項目がみられる場合，または NF1 の診断基準を満たす小児などが該当する（表 4-a）．両親が NF1 でない場合には小児期に NF1 のモザイクと判断され，後に通常の NF1 と診断されるケースもあるかもしれない．

レジウス症候群（モザイク）の診断基準について

表 4-a. NF1（モザイク）の診断基準

＜NF1（モザイク）の診断基準は以下のいずれかがみられる者＞
1．おおむね 50％以下の NF1 遺伝子のヘテロ接合型病的バリアント（白血球のような正常組織）があって，1 項目以上の NF1 の診断基準を満たす者（NF1 の診断基準を満たす両親がいる場合を除く）
2．解剖学的に異なる 2 か所の病変部から同一の NF1 遺伝子のヘテロ接合型病的バリアントがみられる者（非病変部には病的バリアントがない者）*1
3．限局した部位にカフェオレ斑と皮膚の神経線維腫があり，かつ，以下の a または b を満たす者
　a）それ以外の NF1 診断基準がみられる者（NF1 の診断基準を満たす両親がいる場合を除く）*2
　b）NF1 の診断基準を満たす小児
4．NF1 の診断基準（腋窩あるいは鼠径部の雀卵斑様色素斑，視神経膠腫，2 個以上の虹彩小結節あるいは 2 個以上の脈絡膜の異常，NF1 に特有の骨病変，2 個以上の神経線維腫瘍あるいは 1 個以上のびまん性神経線維腫）を 1 つ満たし，かつ NF1 の診断基準を満たす小児

*1：神経線維腫と表面の色素斑は同一の病変とする．
*2：もし，カフェオレ斑と雀卵斑様色素斑のみであれば，診断は NF1 モザイクの可能性が高い．
　　（例外としてレジウス症候群あるいは体質性ミスマッチ修復欠損症候群）

表 4-b. レジウス症候群（モザイク）の診断基準

＜レジウス症候群（モザイク）の診断基準は以下のいずれかがみられる者＞
1．おおむね 50％以下の SPRED1 遺伝子のヘテロ接合型病的バリアント（白血球のような正常組織）があって，6 個以上のカフェオレ斑がみられる者
2．解剖学的に異なる 2 か所の病変部から同一の SPRED1 遺伝子のヘテロ接合型病的バリアントがみられる者（非病変部には病的バリアントがない者）*1
3．限局した部位にカフェオレ斑があり，かつ，レジウス症候群の診断基準を満たす小児

*1：同一病変内の異なる組織は 1 つの病変と算定する．

も，NF1（モザイク）の診断基準と同様に SPRED1 遺伝子のヘテロ接合型病的バリアントが 50％以下で 6 個以上のカフェオレ斑がみられる場合，あるいは正常組織に病的バリアントがなく，解剖学的に異なる 2 か所の部位から同一の病的バリアントがみられる場合，限局した部位にカフェオレ斑があり，レジウス症候群の診断基準を満たす小児が該当するので，表4-b を参照していただきたい．

以上をまとめると，今後ますます遺伝子診断の機会が増えていくと思われるが，NF1 あるいはレジウス症候群の診断において，病的バリアントの判定，家族歴（両親）の有無，小児であるかどうかの確認が重要であるということを強調しておきたい．

NF1 の治療について

NF1 において原因遺伝子はわかっていたが，根治療法はなく，これまで主に対症療法が行われてきた．特に神経線維腫は日常生活に影響を与え，NF1 患者の QOL の低下に大きく関わっているため[13]，外科的治療が試みられてきた．しかしながら，頭頸部のびまん性神経線維腫は全切除が困難であり，腫瘍の再増大のため頻回の外科的治療を余儀なくされる場合も多かった．

そのため，これまで海外（主に米国）においてNF1 に対して様々な臨床試験が行われてきた[14]．特にチロシンキナーゼ阻害薬であるイマチニブメシル酸は，NF1 のびまん性神経線維腫に対する治療薬として期待されたが，臨床試験で腫瘍の縮小がみられた患者は 26.1％（6/23 人）であり，上市には至らなかった[15]．また現在，結節性硬化症の治療薬として用いられている mTOR 阻害薬も NF1 のびまん性神経線維腫などに対しての臨床試験が行われたが，明らかな効果は認められなかった[16]．本邦でも mTOR 阻害薬の外用薬により皮膚の神経線維腫に対する医師主導の臨床試験が行われたが，効果は明らかではなかった（未発表データ）．

これまで NF1 に対する臨床試験がうまくいかなかった要因として，特異的な薬剤が乏しかったことに加えて，NF1 には様々な合併症があるため，標的病変や主要評価項目の設定が難しかったことが挙げられる．特に NF1 患者で問題となるびまん性神経線維腫は小児期に増大傾向が強く，かつ良性の腫瘍であるため，natural history と比較して腫瘍の縮小効果の判定をどのように行えばよいのかが問題であった．

これらの経験を踏まえて，対象を切除不能なびまん性神経線維腫を有する小児 NF1 患者に限定し，MEK 阻害薬（セルメチニブ）による臨床試験が行われた[4]．この試験では効果判定に volume MRI が用いられた．50 人の小児（中央値 10.2 歳）に対してセルメチニブ 25 mg/m^2/day の用量で 1 年間の内服投与を行ったところ，35 人（70％）の患者で腫瘍の 20％以上の縮小がみられた．治療が行われていない対照群の自然経過では，少なくとも 20％程度の腫瘍の増大がみられるため，この縮小効果は有意であると考えられる．さらに被験者の主観的な評価では，疼痛の軽減，QOL の向上，運動機能の改善もみられた．安全性については，grade 1～2 の消化器症状，CK 上昇，痤瘡，爪囲炎などがみられたが，重篤な有害事象は少なかった．なお，14 人（28％）の患者で薬剤の減量，5 人（10％）の患者では有害事象のため投与の中止が行われた．以上の結果により，2020 年に米国の食品医薬品局（FDA）の承認を受け，既に上市されている．本邦でも現在，安全性の確認のため臨床試験が行われており，その結果が待たれる．

少なくとも小児のびまん性神経線維腫に対するセルメチニブの有用性は明らかになったが，成人のびまん性神経線維腫や悪性末梢神経鞘腫瘍，皮膚の神経線維腫，あるいは脳腫瘍などの他の合併症に対する効果はいまだ明らかにされておらず，今後の解明が待たれる．特に皮膚の神経線維腫に対しては内服薬の皮膚組織への移行の問題もあり，MEK 阻害薬の外用薬による治療も選択肢の 1 つになり得るかもしれない．2021 年に開催された NF1 バーチャルカンファレンスでは，MEK 阻害薬（外用薬）による phase 2 の結果が発表され，注目を集めた．NF1 のカフェオレ斑や雀卵斑様色素斑のような色素性病変に対しても現在有用な治療法がないため，外用薬の開発が望まれる．

NF1 のような多臓器に病変を生じる全身性の遺伝性疾患に対しては，チームで治療に取り組む必要がある．海外では専門家によるボードメンバーで治療方針が決定されることが多く，国内でそのような取り組みを始めた施設もあるが[17]，いまだ不十分である．結節性硬化症に mTOR 阻害薬という画期的な薬剤が開発された結果，多くの施設で診療チーム結成の機運が盛り上がったように，NF1 においてもチーム医療を行ううえで，新規治療薬の開発が必要不可欠である．

おわりに

NF1 においては早期により正確に診断が行われるようになってきた．しかしながら，早期診断が早期治療に結びつかないのがこれまで問題であった．MEK 阻害薬は小児のびまん性神経線維腫に対する将来的な治療薬として期待が持たれているが，他の国で認可された薬剤であっても，本邦での新たな臨床試験（安全性の確認）が必要であり，少なからずドラッグ・ラグが生じている．成人のびまん性神経線維腫，悪性末梢神経鞘腫瘍，皮膚の神経線維腫に対する効果的な特効薬はいまだ明らかでないため，今後は国際的な臨床試験に日本が最初から参加できる枠組みづくりが必要である．厚生労働科学研究費補助金（難治性疾患政策研究事業）研究班では，現在 NF1 患者レジストリのシステム構築を進めている．臨床情報を集約し，二次利用することができるようになれば，最終的に NF1 を含む難病患者の QOL の向上につながると期待できる．これらの取り組みが将来的に本邦の NF1 患者の福音となることを願っている．

文　献

1) 吉田雄一，倉持　朗，太田有史ほか：神経線維腫症 1 型（レックリング）診療ガイドライン 2018．日皮会誌，**128**：17-34，2018．
2) Viskochil D, Buchberg AM, Xu GF, et al：Deletions and a translocation interrupt a cloned gene at the neurofibromatosis type 1 locus. *Cell*, **62**：187-192, 1990.
3) MessiaenL, Yao S, Brems H, et al：Clinical and mutational spectrum of neurofibromatosis type 1-like syndrome. *JAMA*, **302**：2111-2118, 2009.

4) Gross AM, Wolters PL, Dombi E, et al : Selumetinib in children with inoperable plexiform neurofibroma. *N Engl J Med*, **382** : 1430-1442, 2020.

5) Conference statement ; Neurofibromatosis : National Institutes of Health Consensus Development. *Arch Neurol*, **45** : 575-578, 1988.

6) 公益財団法人 かずさDNA研究所ホームページ. (https://www.kazusa.or.jp)

7) Korf BR : Diagnostic outcome in children with multiple cafe au lait spots. *Pediatrics*, **90** : 924-927, 1992.

8) Brems H, Chmara M, Sahbatou M, et al : Germline loss-of-function mutations in SPRED1 cause a neurofibromatosis 1-like phenotype. *Nat Genet*, **39** : 1120-1126, 2007.

9) Nguyen R, Dombi E, Widemann BC, et al : Growth dynamics of plexiform neurofibromas : a retrospective cohort study of 201 patients with neurofibromatosis 1. *Orphanet J Rare Dis*, **7** : 75, 2012.

10) Tanito K, Ota A, Kamide R, et al : Clinical features of 58 Japanese patients with mosaic neurofibromatosis. *J Dermatol*, **41** : 724-728, 2021.

11) Legius E, Messiaen L, Wolkenstein P, et al : Revised diagnostic criteria for neurofibromatosis type 1 and Legius syndrome : an international consensus recommendation. *Genet Med*, **23** : 1506-1513, 2021. doi : 10.1038/s41436-021-01170-5.

12) Cassiman C, Casteels I, Jacob J, et al : Choroidal abnormalities in cafe au lait syndromes : a new differential diagnostic tool? *Clin Genet*, **91** : 529-535, 2017.

13) Wolkenstein P, Zeller J, Revuz J, et al : Quality-of-life impairmane in neurofibromatosis 1 : a cross-sectional study of 128 cases. *Arch Dermatol*, **137** : 1421-1425, 2001

14) ClinicalTrials. gov.〔https://clinicaltrials.gov〕

15) Robertson KA, Nalepa G, Yang FC, et al : Imatinib mesylate for plexiform neurofibromas in patients with neurofibromatosis type 1 : a phase 2 trial. *Lancet Oncol*, **13** : 1218-1224, 2012.

16) Weiss B, Widemann BC, Wolter P, et al : Sirolimus for non-progressive NF1-associated plexiform neurofibromas : An NF clinical trials consortium phase Ⅱ study. *Pediatr Blood Cancer*, **61** : 982-986, 2014.

17) Nishida Y, Ikuta K, Natsume A, et al : Establishment of in-hospital clinical network for patients with neurofibromatosis type 1 in Nagoya university hospital. *Sci Rep*, **11** : 11933, 2021.

MB Derma, 317：7-16, 2022.

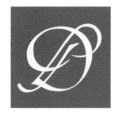

◆特集／母斑・母斑症の診療 update—基礎から実践まで—
結節性硬化症

金田眞理*

Key words：結節性硬化症(tuberous sclerosis complex)，顔面血管線維腫(facial angiofibromas)，mTORC1(mammalian/mechanistic target of rapamycin complex 1)，ラパマイシン（シロリムス）(rapamycin(sirolimus))，シロリムス局所外用薬(topical sirolimus formulation)

Abstract 結節性硬化症は原因遺伝子 *TSC1*，*TSC2* 遺伝子の異常の結果，下流の mTORC1 が恒常的に活性化するために，全身の過誤腫，TAND などの精神神経症状，白斑などを生じる常染色体顕性（優性）遺伝性の疾患である．最近の病態解明と診断技術の進歩に伴い結節性硬化症の罹患率や各症状の頻度も大きく変化している．それに伴い本症の診断基準も更新され，治療指針も整備されてきた．さらに，今まで外科的治療などそれぞれの病変に特化した対症療法のみであった本症の治療薬として，全身の様々な症状に対して有効である mTORC1 阻害薬の内服薬が承認されるに及び，治療法も大きく変わると同時に診療体制にも変化が生じてきている．一方，全身に及ぶ mTORC1 の阻害薬の副作用の軽減目的で，本症の皮膚病変に対しては mTORC1 阻害薬の局所投与薬/外用薬が開発された．本稿では，前述した結節性硬化症の現状，病態，症状と新規治療法について解説した．

はじめに

結節性硬化症(tuberous sclerosis complex；TSC)は有病率：0.014%，推定患者数：15,000 人の常染色体顕性（優性）遺伝性の疾患で，皮膚をはじめとする全身の過誤腫，精神神経症状，白斑など，程度の異なる多彩な症状が様々な時期に出現し徐々に進行していく疾患である．本症は，1835 年に Rayer による顔面の血管線維腫(facial angiofibromas；FAF)の報告[1]にはじまる古くから知られた疾患で，その遺伝性に関しても，1935 年に既に Gunther と Penrose により常染色体顕性（優性）遺伝と報告されていた[2]．しかし，その後 50 年以上にわたってほとんど進歩がなかった．1993 年に European Chromosome 16 Tuberous Sclerosis Consortium によって16 番の染色体上に TSC の病因遺伝子の 1 つ *TSC2* 遺伝子[3]が，1997 年に van Slegtenhorst らによって 9 番の染色体上に *TSC1* の遺伝子[4]が相次いで同定され，さらに 2000 年に入って *TSC1*，*TSC2* の遺伝子産物 hamartin，tuberin が PI3K-Akt-mTOR(mammalian/mechanistic target of rapamycin)の系に関与する[5]~[7]ことが報告されるに及んで，本症の解明が飛躍的に進んだ．その結果，1956 年には 150,000 人に 1 人[8]と言われた本症患者の頻度が，1989 年には 27,000 人に 1 人[9]，現在では 6,000 人に 1 人[10][11]の頻度と考えられている．以前は精神発達遅滞，てんかん，FAF が本症の 3 主徴と呼ばれたが，診断技術の進歩と病態の解明により，これら 3 主徴が揃わない患者，特に精神神経症状のない患者が多数存在することが判明した．それら患者にとっては腎や肺の病変が生命予後を左右する症状となっている．さらに最近は，腫瘍性病変の SEN や SEGA と，てんかん以外の中枢神経症状を TAND(TSC-associated neuropsychiatric disorders)という概念として総括して評価するようになった．

* Mari KANEDA，〒565-0871 吹田市山田丘 2-1 大阪大学大学院医学系研究科保健学専攻神経皮膚症候群の治療法の開発と病態解析学寄附講座，寄附講座教授

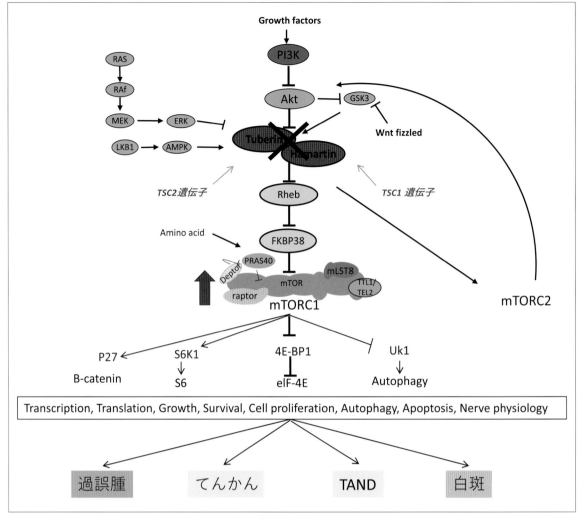

図 1. 結節性硬化症の病態

mTORC1 の恒常的な活性化が本症の病態であることがわかるに伴って，mTORC1 を抑制する分子標的薬の開発が行われ，本症の治療薬として，mTORC1 の阻害薬の内服薬が使用されるようになった．内服薬は本症の全症状に対して有効であると同時に，副作用も全身に及ぶ．結果的に多科による横断的な診療体制が構築されるようになった．さらに，副作用軽減の目的で，皮膚病変に特化した mTORC1 の阻害薬の局所外用薬が開発された．現在，mTORC1 の阻害薬の外用薬，シロリムスゲル（ラパリムス®ゲル）が 2018 年 3 月に薬事承認され，6 月 6 日から世界に先駆けて本邦で市販され，現在は海外での承認待ちである．本稿では，TSC とはどのような疾患か，その病態，症

状，診断基準について解説すると同時に，昨今大きく変化してきている本症の治療法などについて紹介させていただく．

TSC の病態

TSC は，9 番の染色体上の *TSC1* 遺伝子[9]もしくは 16 番の染色体上の *TSC2*[8]遺伝子の異常の結果，それぞれの遺伝子産物であるハマルチン（hamartin），チュベリン（tuberin）に異常を生じ，hamartin-tuberin 複合体の機能異常の結果，下流の mTORC1 が恒常的に活性化し，S6K1 の活性化が起こり，全身に過誤腫が発生する[5)~7)12)]．さらに，hamartin-tuberin 複合体は mTORC1 を介して，オートファジーの制御にも関与しており，

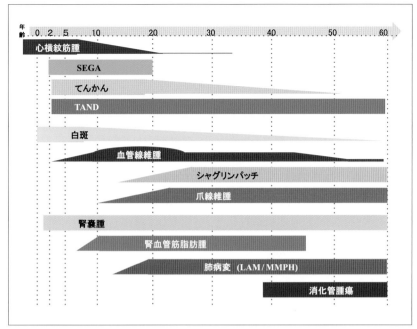

図 2. 結節性硬化症の臨床症状の発現時期/増悪時期

hamartin/tuberin の異常でオートファジーが抑制され，S6K1 を介する腫瘍の発生を助長する．これらの mTORC1 の活性化は PI3K/Akt シグナル伝達経路のフィードバックや，LKB1 や AMPK，ミトコンドリアを介したエネルギー代謝，PKC/MAPK，Wnt シグナル伝達経路，アミノ酸やグルコースなどによっても複雑に制御されている（図1）．本症では腫瘍抑制遺伝子 *TSC1*，*2* の異常の結果，前述した機序で，全身に種々の過誤腫を形成すると同時に，てんかん，TAND や白斑も高率に生じる．腫瘍性病変と異なり，てんかんや TAND などの精神神経症状と白斑の機序はいまだに解明されていない．*TSC1* 遺伝子と *TSC2* 遺伝子は全く異なる遺伝子であるが，現在のところ，臨床的に TSC1，TSC2 を区別することはできない[13)～15)]．また，本症の各症状は，同一遺伝子であっても重症度に違いが生じるが，その原因も不明である．

臨床症状

本症の臨床症状は，全身に程度の異なる様々な症状が様々な時期に出現するが，いずれの症状も特異性が低い[16)]（図2）．

1．心横紋筋腫

最も早く出現するのが，心臓の横紋筋腫である．心横紋筋腫は胎児期に出現し，最近では多発性の心横紋筋腫で出生前に TSC と診断されることも多い．新生児期，乳幼児期に著明になり，心エコー検査で小児の TSC 患者の 60％以上に認められるとの報告があるが，この時期に血流障害や不整脈，心不全などの異常を呈さなければ，年齢の増加に伴って自然退縮する．

2．精神神経症状

本症で頻度が高いのは精神神経症状である．

a）上衣下結節（subependymal nodule；SEN）

SEN は側脳室や第3脳室の壁に並んでみえる小さな結節で，しばしば胎児期から出現し，TSC 患者の 70～80％に認められるが特に治療は要しない．一方，SEGA（subependymal giant cell astrocytoma）（図3-a）は径が 1 cm 以上の増大傾向のある良性腫瘍で，TSC 患者の 5～15％に認められるが，20 歳を過ぎての増大は稀である．しばしばモンロー孔の付近に出現し，増大でモンロー孔を閉塞すると水頭症になる．

b）てんかん

てんかんは TSC 患者の 80％に認められ，初発

症状として生後4～6か月頃に気づかれる．多彩な発作を生じ，治療に抵抗性のことが多い．乳児期には点頭てんかん（infantile spasms）が，それ以降は焦点意識減損発作の頻度が高い．一般に，4歳以下で出現し，治療に抵抗性の場合には精神発達障害を伴う確率が高い．

c）TAND

TANDはTSCに高頻度に認められる攻撃的な行動や，自閉症/自閉症スペクトラム障害，注意欠如多動性障害，学習障害，その他の精神神経症状を総括した概念である．

3．腎病変

TSCの腎病変には腎嚢腫とAML（angiomyolipoma：血管筋脂肪腫）（図3-b），腎細胞癌がある．本症の腎AMLは孤発性とは異なり，両側多発性に生じ，加齢に伴い増大，増加し，成人では60～80％に達する．TSCの腎AMLは無症状のことが多いが，10歳代で急激に頻度も大きさも増大することがあり注意が必要である．腫瘍が血管成分に富み，大きさが直径*4cm以上で，特に径が5mm以上の大きな動脈瘤を有する場合には，出血や破裂の危険性が高くなる．腎AMLの出血や破裂では突然の腰腹部の激痛と貧血性ショックをきたすため，注意が必要である．腎嚢胞は20～50％に認められ，*TSC2*遺伝子に隣接する多発性嚢胞腎の遺伝子（*PKD1*）の関与も考えられ，多発性嚢胞腎はTSCに合併すると重篤になる．腎細胞癌は2～4％にみられ，孤発性の腎細胞癌よりも若年で発生する傾向にある（*4cmか3cmは異論あり）．

4．肺病変

本症の肺病変は，LAM（lymphangioleiomyomatosis）とMMPH（multifocal micronodular pneumocyte hyperplasia）（図3-c，d）およびclear cell tumor of lung（CCTL）である．MMPHは肺内にびまん性に起こった2型肺胞上皮細胞の過形成で，男女差はなくCT検査で高頻度に認められるが，特に治療は要せず，atypical adenomatous hyperplasia（AAH）や粟粒結核や転移性腫瘍など

との鑑別が重要である．組織学的にはcytokeratin, surfactant proteins A/Bで染色され，HMB45, αSMA（alpha-smooth muscle actin）やhormonol receptorsでの染色は認められない．LAMはHMB45陽性，αSMA陽性の分化異常を呈する平滑筋様の細胞（LAM細胞）が肺の間質に浸潤し，結果的に肺に多発性の嚢胞を生じる間質性肺疾患である．通常，30歳頃に発症し，繰り返す気胸と徐々に進行する呼吸困難が特徴的であるが，初期は無症状で，HRCTと精密肺機能検査のみで異常が認められる．HRCTでは本症女性患者の30～40％にLAMの像が認められる．TSC-LAMは，頻度は高いが軽症例が多い．

5．その他

その他の症状として，約50％の患者に認める網膜の多発性結節性過誤腫がある．直腸の線維腫性ポリープの多発，子宮筋腫やPEComaなどを認めることもある．

6．皮膚病変

本症の皮膚病変は，生下時から認められる症状は少なく，特異性も低い[17]が，98％の患者に認められ，診断に重要である．皮膚症状で生下時より認められる症状は白斑で，長径5mm以上の葉状から楕円，円型のいわゆる葉状白斑と，紙吹雪様の小白斑の多発があり，しばしば混在する（図3-e）．次いで幼児期より顔面に赤い血管の拡張としてFAFが出現し，学童期以降隆起，増大，増加する．通常10歳代で著明になるが，その程度は様々である（図3-f）．幼・小児期から出現するFAFは診断的価値が高いが，思春期を過ぎてから発症した場合には，MEN1（multiple endcline neoplasia type 1）などTSC以外の疾患を疑う．下顎や前額部の局面（図3-g）は，生下時には赤紫色の斑として認められ，年齢が長じるにつれて隆起してくることも多い．シャグリンパッチは，5歳以下の患者の25％，5歳以上の患者の50％に認められ，典型的な場合は敷石状の局面が背部，特に腰仙部に非対称性に出現する（図3-h）．幼・小児期では瘢痕様の小結節の散在として認められることもある

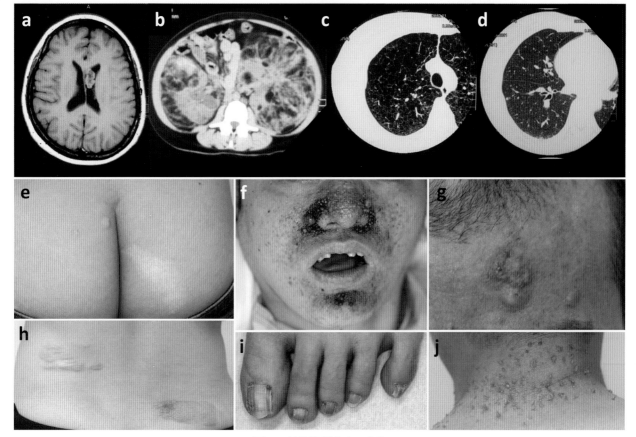

図 3. 結節性硬化症の症状
a：SEGA の MRI 像
b：腎 AML の CT 像
c：肺 LAM の CT 像
d：肺 MMPH の CT 像
e：葉状白斑
f：FAF
g：前額部の局面
h：シャグリンパッチ
i：爪線維腫
j：Moruscum pendulum

が，巨大な腫瘤を呈したり神経線維腫症Ⅰ型のびまん性神経線維腫様の腫瘍を呈することもある．腫瘤の中に囊腫様の病変を呈する場合は folliculocystic and collagen hamartoma と呼ぶ．思春期以降になると爪線維腫が増加してくる（図 3-i）．爪線維腫は遅発性の皮疹で，徐々に増大し，30 歳以上の TSC の患者の 88％に認められるとの報告もある．爪の下，上，周囲に出現し，初期には爪の陥凹，溝，red comets/splinter hemorrhages（爪下の小出血斑）として認められることがあり，ときに年余にわたる．爪甲下に線維腫が出現した場合は，爪の変形や脆弱を起こし，爪白癬との鑑別が必要なことも多い．加齢で認められるスキンタッグの多発やガチョウの肌様の皮疹も本症患者では若年で高頻度に認められるが，特異性は低い．通常のスキンタッグと比較して，典型的な場合は先がしゃもじ状に丸くなり moruscum pendulum（図 3-j）と呼ばれる．歯肉や口腔内の線維腫も本症患者にしばしば認められる．歯肉の腫脹はフェニトインなどの抗てんかん薬の副作用としても認められ，歯肉の丘疹は，MEN1，BHD，Cowden syndrome などでも認められるため，鑑

表 1. 診断基準（文献 20 より引用改変）

A．遺伝子検査での診断基準

　TSC1，*TSC2* 遺伝子のいずれかに機能喪失変異があれば，結節性硬化症の確定診断に十分である．ただし，明らかに機能喪失が確定できる変異でなければ，この限りではない．また，遺伝子検査で原因遺伝子が見つからなくとも，TSC でないとは診断できない．

B．臨床診断の診断基準（遺伝子診断を受けていない，もしくは受けたが変異が見つからなかった場合）

大症状

1．3 個以上の低色素斑（直径が 5 mm 以上）
2．顔面の 3 個以上の血管線維腫または，頭部の結合織よりなる局面
3．2 個以上の爪線維腫（ungual fibromas）
4．シャグリンパッチ（shagreen patch/connective tissue nevus）
5．多発性の網膜の過誤腫（multiple retinal nodular hamartomas）
6．大脳皮質の異型性（大脳皮質結節（cortical tuber）・放射状大脳白質神経細胞移動線（cerebral white matter radial migration lines）を含める）[*1]
7．脳室上衣下結節（subependymal nodule）
8．脳室上衣下巨大細胞性星状細胞腫（subependymal giant cell astrocytoma）
9．心臓の横紋筋腫（cardiac rhabdomyoma）
10．肺リンパ管筋腫症（lymphangiomyomatosis；LAM）[*2]
11．血管筋脂肪腫（angiomyolipoma）（2 個以上）[*2]

小症状

1．散在性小白斑（confetti skin lesions）
2．3 個以上の歯エナメル質の多発性小腔（multiple, randomly distributed dental enamel pits）
3．2 個以上の口腔内の線維腫（intraoral fibromas）
4．網膜無色素斑（retinal achromic patch）
5．多発性腎嚢腫（multiple renal cyst）
6．腎以外の過誤腫（nonrenal hamartoma）

[*1] 皮質結節と放射状大脳白質神経細胞移動線の両症状を同時に認めるときは 1 つと考える．
[*2] Lymphangiomyomatosis と angiomyolipoma の両症状がある場合は，definitive TSC と診断するには他の症状を認める必要がある．

確定診断：大症状 2 つ，または大症状 1 つと小症状 2 つ以上．
疑い診断：大症状 1 つ，または小症状 2 つ以上．小症状 1 つだけの場合は，遺伝学的診断基準を満たすこと．

別が必要である．歯のエナメルピッティングの多発も本症の特徴である．

診　断

　TSC の診断基準は，古くは Gomez の診断基準が全世界で用いられた．1998 年に，第 1 回 International TSC Clinical Consensus Conference（ITCCC）が開催され，Gomez の診断基準を改訂して，Roach（修正 Gomez）の診断基準が作られた．2012 年，約 15 年ぶりに世界 88 か国から専門家が集められ第 2 回 ITCCC が開催され，第 1 回で批准された Roach の診断基準を改訂し，遺伝学的診断基準と臨床的診断基準からなる国際的診断基準を作成[18]すると同時に診断治療ガイドラインもまとめられた[19]（表 1）．日本からは筆者が第 2 回以降の ITCCC に参加しており，日本の TSC の診断基準も，この 2012 年の国際的診断基準を骨格とし

て利用している[20]．その後，2021 年に再度第 2 回の ITCCC の改訂が行われた[21]．

治　療

1．mTORC1 阻害薬の全身投与による治療

　TSC の治療法は腎 AML に対する外科手術や TAE（経動脈的塞栓術），SEGA，FAF に対する手術レーザー療法など，各臓器に特化した外科的治療が中心であった．

　TSC は前述したように *TSC1*[9]遺伝子，*TSC2*[8]遺伝子の異常の結果，下流の mTORC1 が恒常的に活性化するために，全身に様々な症状を呈する[5)～7)12]疾患である．したがって mTORC1 を抑制する分子標的薬の使用は，本症のすべての症状に有効と考えられる．最近新規治療薬として，mTORC1 阻害薬の使用が可能になった．mTORC1 阻害薬で，TSC の治療薬として承認さ

れているのは，エベロリムスとシロリムスである．

本邦においても，ラパマイシンの誘導体であるエベロリムス（アフィニトール®）が 2012 年の末より TSC の腎 AML と SEGA に対して，2020 年には TSC の治療薬として承認された．一方，LAM に対しては，シロリムス/ラパマイシン（ラパリムス®）が，2014 年秋に承認された．これら薬剤は，てんかんのみならず，自閉症などの精神神経症状に対する効果も報告されており[22]，TSC の様々な症状に対して有効性を発揮すると考えられる[23]．しかしながら mTORC1 阻害薬は，投与中止で病変が再燃することが知られており，効果は一過性である．結果的に，長期間の継続投与が必要となり，副作用が問題となってくる．そこで，内服薬による副作用の軽減を目指して，本症の皮膚病変に対しては mTORC1 阻害薬の局所外用薬（シロリムスゲル（ラパリムス®ゲル））が開発され，本邦では 2018 年 6 月から使用されている．

2．mTORC1 阻害薬の局所投与

シロリムスゲルは本邦において開発された薬剤で，治験として行われた医師主導治験（第 II 相）が 2015 年 3 月に終了し[24]，その後，引き続いて製薬会社による第 III 相試験[25]と長期試験が行われた．第 II 相試験では，子ども 18 人，大人 18 人，計 36 人の TSC の患者に対して，0.2%，0.1%，0.05% およびプラセボ 4 濃度のランダム化二重検試験が行われ，実薬群がプラセボ群に比して有意に腫瘍を軽快させること，子どものほうが効果がよいこと，さらに 0.2% が最適濃度であることが示された．さらに 2015 年 12 月～2016 年 10 月に行われた第 III 相試験では，9 施設で 62 例の TSC 患者に対して 0.2% シロリムスゲルの安全性と有効性（$P < 0.0001$）を確認した．ただし，すべての改善率は外用中止 4 週目で低下し，内服薬と同様に，mTORC1 阻害薬の効果の一過性を示した．安全性に関しては，血中シロリムス濃度は，シロリムス投与群が 0.5 ng/mL 以下で，内服による有効血中濃度（5～15 ng/mL）の 1/10 以下であり，高い安全性が確認できた．主要な有害事象は，乾燥感，

刺激感，瘙痒感およびニキビ様皮疹であり，このうち乾燥感はシロリムス群（37%）でプラセボ群（13%）に比べて有意に高く（$P = 0.0380$），シロリムスによると考えられた．長期試験においては，52 週の外用継続においても大部分は血中シロリムス濃度は測定限界値以下で，検出された最高血中濃度は，内服時の有効濃度の 1/5 以下で，天井効果を示し，安全性には問題がなかった．有効性に関しては，外用開始 12 週までは急速に改善し，その後，改善効果が緩やかになることが判明した．特に小児でこの傾向が著明で，12 週の時点では小児のほうが成人に比して有意に改善率が高かったが，52 週においては小児と成人で効果に差は認められなかった（図 4-f）．さらに大きく重篤な FAF であっても，52 週の外用で，著明な効果を発現することが示された[26]．

3．個々の症状に対する治療法（外科的治療法）

てんかんに対しては抗てんかん薬の投与や各種のてんかん外科手術，食事療法（ケトン食）が行われる．最近は mTORC1 阻害薬をてんかん治療に用いることもある．腎 AML に対しては mTORC1 阻害薬による薬物療法の使用が増えてきた．しかしながら，腫瘍は縮小しても治癒せず，投与中止で再増大し，長期の内服が必要となるため，挙児希望や内服を好まない場合，特に腫瘍の破裂や出血に対する緊急性を有する場合は TAE や外科手術による切除が行われる．脳腫瘍に対しては，急性症候性の SEGA 患者では手術による摘出を行い，必要に応じて脳室・腹腔シャント術などを追加する．急性症候性以外の SEGA 患者でも手術による全摘出が第一に考慮されるが，患者の状況に応じて薬物療法（mTORC1 阻害薬）を選択することもある．肺 LAM に対しては，軽症時は一般の閉塞性肺病変と同様に気管支拡張薬の吸入，偽閉経療法，気胸に対する治療が行われる．進行時の患者では mTORC1 阻害薬が使用される．最終的には肺移植が行われるが，移植肺にも同様の病変が起こる．

皮膚病変においては，白斑も外用薬で軽快（図

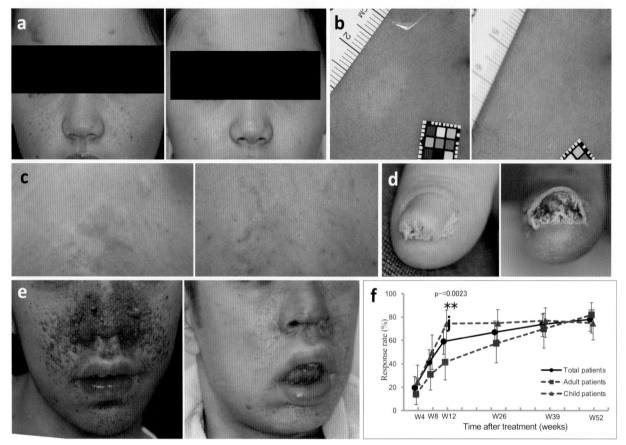

図 4. 結節性硬化症の皮膚病変に対するシロリムスゲル外用薬の効果
a：FAF
b：葉状白斑
c：シャグリンパッチ
d：爪線維腫
e：外科的治療と外用薬の併用療法．いずれも左が治療前で右が治療後
f：0.2%シロリムスゲル外用による血管線維腫の改善率

4-b)するが，治療が望まれるのは FAF や局面，爪線維腫，シャグリンパッチなどの腫瘍性病変で，いずれにも有効であるが(図 4-a, c, d)，なかでも FAF は，整容的な問題で患者の QOL を著しく障害するのみならず，ひどくなると出血や刺激症状，痛みなどが出現し，治療の希望が高い症状である．最近は，皮膚の腫瘍，特に FAF に対しては，まず mTORC1 阻害薬の外用薬(シロリムスゲル)を使用することが多い．外用薬の使用不可能な場合や，重度の場合は外科的手術の適応となる．思春期後半の大きな血管線維腫に対してはレーザーアブレージョンや，皮膚薄切術，切除術，植皮術などが行われるが，いずれも痛みを伴い，冷凍凝固術以外は麻酔が必要になる．局所麻酔での治療が不可能な幼少児や精神発達遅滞のある患者では，全身麻酔が必要になる．植皮術はさらに，術後安静も不可欠で，術後安静を保てない，発達障害のある患者や幼小児の患者には使用しがたい．したがって，最近は大きな孤立した腫瘍は外科的切除を行い，その他の部分は外用薬で加療したり，大きな融合した腫瘍には，レーザーアブレージョンや皮膚薄切術を試行し術後 1～2 週間で傷が治癒した後に外用薬を使用して，腫瘍の再燃を抑制するなど，外科的療法と局所外用療法の併用を行うことも増えてきている(図 4-e)．

4．治療形態の変化

　TSC は様々な臓器に病変が出現する疾患で，多くの診療科での診療が必要であった．特に，全身の様々な症状に対して同時に効果を発揮し，副作用も全身に及ぶ mTORC1 阻害薬の使用が可能になるに伴って，横断的な多科共同での診療，加療の必要性が増加し，最近では TSC ボードや TSC クリニック，TSC 外来などと称される横断的な診療体制をとっている医療機関が増えてきた．

文　献

1) Rayer PFO：Traite theorique et pratique des maladies de la peau, 2nd ed, JB baillier, Paris, 1835.
2) Gunther M, Penrose LS：The genetics of epiloia. *J Genet*, **31**：413-430, 1935.
3) European Chromosome 16 Tuberous Sclerosis Consortium：Identification and characterization of tuberous sclerosis gene on chromosome 16. *Cell*, **75**：1305-1315, 1993.
4) van Slegtenhorst M, Hoogt R, Hermans C, et al：Identification of The Tuberous Sclerosis Gene *TSC1* on Chromosome 9q34. *Science*, **277**：805-809, 1997.
5) Tee AR, Manning BD, Roux PP, et al：Tuberous sclerosis complex gene products, Tuberin and Hamartin, control mTOR signaling by acting as a GTPase-activating protein complex toward Rheb. *Curr Biol*, **13**：1259-1268, 2003.
6) Inoki K, Li Y, Xu T, et al：Rheb GTPase is a direct target of TSC2 GAP activity and regulates mTOR signaling. *Genes Dev*, **17**：1829-1834, 2003.
7) Tee AR, Anjum R, Blenis J：Inactivation of tuberous sclerosis complex-1 and-2 gene products occurs by, phosphoinositide 3-kinase/akt-dependent and—independent phosphorylation of tuberin. *J Biol Chem*, **278**：37288-37296, 2003.
8) Fisher OD, Stevenson AC：Frequency of epiloia in Northern Ireland. *Br J Prev Soc Med*, **10**(3)：134-135, 1956.
9) Sampson JR, Scahill SJ, Stephenson JB, et al：Genetic aspects of tuberous sclerosis in the west of Scotland. *J Med Genet*, **26**(1)：28-31, 1989.
10) Callaghan F, Shiell A, Osborne J, et al：Prevalence of tuberous sclerosis estimated by capture-recapture analysis. *Lancet*, **352**：318-319, 1998.
11) NORD(National Organization for Rare Disease)：Tuberous Sclerosis.〔https://rarediseases.org/rare-diseases/tuberous-sclerosis/〕
12) Kwiatkowski JD, Whittemore HV, Thiele AE, et al：Tuberous sclerosis complex, WILLY-BLACKWELL Press, 2010.
13) Johns AC, Daniells CE, Snell RG, et al：Molecular genetic and phenotypic analysis reveals differences between TSC1 and TSC2 associated familial and sporadic tuberous sclerosis. *Hum Mol Genet*, **12**：2155-2161, 1997.
14) Jones AC, Shyamsundar MM, Thomas MW, et al：Comprehensive Mutation analysis of TSC1 and TSC2- and phenotypic correlation in 150 families with tuberous sclerosis. *Am J Hum Genet*, **64**：1305-1315, 1999.
15) van Slegtenhorst M, Verhoef S, Tempelaars A, et al：Mutational spectrum of the TSC1 gene in a cohort of 225 tuberous sclerosis complex patients：no evidence for genotype-phenotype correlation. *J Med Genet*, **36**：285-289, 1999.
16) Wataya-Kaneda M, Tanaka M, Hamasaki T, et al：Trends in the prevalence of tuberous sclerosis complex manifestations：an epidemiological study of 166 Japanese patients. *PLoS One*, **8**：e63910, 2013. doi：10.1371/journal.pone.0063910
17) Teng JMC, Cowen EW, Wataya-Kaneda M, et al：Dermatologic and Dental Aspects of the 2012 International Tuberous Sclerosis Complex Consensus Statements. *JAMA Dermatol*, **150**(10)：1095-1101, 2014. doi：10.1001/jamadermatol.2014.938
18) Northrup H, Krueger DA：International Tuberous Sclerosis Complex Consensus Group. Tuberous sclerosis complex diagnostic criteria update：recommendation of the 2012 international Tuberous Sclerosis Complex Consensus Conference. *Pediatr Neurol*, **49**(4)：243-254, 2013. doi：10.1016/j.pediatrneurol.2013.08.001. PMID：2405398
19) Krueger DA, Northrup H：Tuberous sclerosis complex surveillance and management：recom-

mendation of the 2012 international tuberous sclerosis complex consensus conference. *Pediatr Neurol*, **48**：255-265, 2013.

20）「結節性硬化症の診断基準及び治療ガイドライン」改訂委員会 金田眞理ほか：結節性硬化症の診断基準及び治療ガイドライン—改訂版—. 日皮会誌, **128**(1)：1-17, 2018.

21）Northrup H, International Tuberous Sclerosis Complex Consensus Group：Updated International Tuberous Sclerosis Complex Diagnostic Criteria and Surveillance and Management Recommendations. *Pediatr Neurol*, **123**：50-66, 2021. doi：10.1016/j.pediatrneurol.2021.07.011

22）Ishii R, Wataya-Kaneda M, Canuet L, et al：Everolimus improves behavioral deficits in a patient with autism associated with tuberous sclerosis：a case report. *Neuropsychiatr Electrophysiol*, **1**：6, 2015.

23）Bissler JJ, Kingswood JC, Radzikowska E, et al：Everolimus for angiomyolipoma associated with tuberous sclerosis complex or sporadic lymphangioleiomyomatosis(EXIST-2)：a multicenter, randomized, double-blind, placebo-controlled trial. *Lancet*, **381**：817-824, 2013.

24）Wataya-Kaneda M, Nakamura A, Tanaka M, et al：Efficacy and Safety of Topical Sirolimus Therapy for Facial Angiofibromas in the Tuberous Sclerosis Complex：A Randomized Clinical Trial. *JAMA Dermatol*, **153**(1)：39-48, 2017.

25）Wataya-Kaneda M, Ohno Y, Fujita Y, et al：Sirolimus Gel Treatment vs Placebo for Facial Angiofibromas in Patients With Tuberous Sclerosis Complex：A Randomized Clinical Trial. *JAMA Dermatol*, **154**(7)：781-788, 2018.

26）Wataya-Kaneda M, Nagai H, Ohno Y, et al：Safety and Efficacy of the Sirolimus Gel for TSC Patients With Facial Skin Lesions in a Long-Term, Open-Label, Extension, Uncontrolled Clinical Trial. *Dermatol Ther*, **10**(4)：635-650, 2020.

MB Derma, 317：17-24, 2022.

◆特集／母斑・母斑症の診療 update─基礎から実践まで─

色素血管母斑症

長濱通子*

Key words：色素血管母斑症(phakomatosis pigmentovascularis)，毛細血管奇形(capillary malformation)，青色斑(aberrant Mongolian spot)，Sturge-Weber 症候群(Sturge-Weber syndrome)，色素レーザー(dye laser)，Q スイッチレーザー(Q-switched laser)

Abstract 色素血管母斑症(phakomatosis pigmentovascularis)は毛細血管奇形と青色斑や扁平母斑，先天性毛細血管拡張性大理石様皮斑などの皮膚病変が混在してみられる母斑症で，皮膚病変のみの場合と全身疾患を伴う場合とがある．全身の合併症としては脊椎側彎のほか，Sturge-Weber 症候群や Klippel-Trenaunay 症候群の合併が報告されている．疾病の分類については，長谷川-安原の分類と Happle による分類があり，いまだ統一されていない．毛細血管奇形と青色斑がみられるⅡ型が最も多いとされ，色素レーザーと Q スイッチレーザーによる治療で皮膚病変の改善がみられている．病因について，Ⅱ型は *GNA11*，*GNAQ* の遺伝子変異によるモザイクが言われているが，その他のタイプについてはまだ解明されていない．

はじめに

色素血管母斑症(phakomatosis(phacomatosis) pigmentovascularis；PPV)は，ポートワイン母斑とも呼ばれる紅色の毛細血管奇形と，広範囲の青色斑や茶色の扁平母斑などの色素斑が混在してみられる病態で，皮膚病変のみの場合と皮膚以外の全身疾患を伴う場合があり，本邦からの報告が多い疾患である．現在，皮膚病変については，毛細血管奇形に対し色素レーザー照射，青色斑に対してはQ スイッチアレキサンドライトレーザー，Q スイッチルビーレーザー，Q スイッチ Nd:YAG レーザーによる治療が有効で，レーザー治療によって整容的な QOL(quality of life)の改善が得られるようになっている．本稿では PPV の病態とレーザー治療について解説する．

色素血管母斑症(PPV)とは

1947 年に太田正雄らが血管腫と母斑性皮膚形成物が合併する疾患を色素血管母斑症(phacomatosis pigmentovascularis Ota)と命名したとされており[1]，PPV とは毛細血管奇形(単純性血管腫)や青色斑，扁平母斑，貧血母斑などの皮膚病変があり，一部では広範囲に病変が重なってみられることが特徴である稀な母斑症とされている．皮膚病変のみの場合と皮膚以外の全身性の病変を伴う場合があり，PPV にみられる全身性病変としては，脊椎側彎，四肢長差，軟部組織肥大，緑内障，眼球メラノーシス，中枢神経の異常，小耳症，乳び胸などのほか，Sturge-Weber 症候群や Klippel-Trenaunay 症候群の合併が報告されている．

分 類

PPV には既存として Adamson-Best 型，高野-Krüger-土肥型，小堀-戸田型があったが，PPV の病態が複雑であることから，長谷川らが PPV の表現型として，毛細血管奇形(単純性血管腫)，青

* Michiko NAGAHAMA，〒651-1243 神戸市北区山田町下谷上字梅木谷 37-3 神戸ほくと病院皮膚科・美容皮膚科，部長

表 1. 色素血管母斑症の分類と病変比較表

Happle 分類改変	長谷川-安原の分類改変	病変
Phacomatosis cesioflammea	II型	毛細血管奇形＋青色斑
Phacomatosis spilorosea	III型	毛細血管奇形＋扁平母斑
Phacomatosis cesiomarmorata	V型	青色斑＋先天性毛細血管拡張性大理石様皮斑
Phacomatosis cesio-flammeo-marmorata		毛細血管奇形＋青色斑＋先天性毛細血管拡張性大理石様皮斑
Phacomatosis melanocesioflammea	IV型	毛細血管奇形＋青色斑＋扁平母斑

色斑，扁平母斑，貧血母斑などの組み合わせによって4型に分類し，I型：毛細血管奇形＋疣状色素性母斑，II型：毛細血管奇形＋青色斑（±貧血母斑），III型：毛細血管奇形＋扁平母斑（±貧血母斑），IV型：毛細血管奇形＋青色斑＋扁平母斑（±貧血母斑）とし，長谷川-安原の分類を提唱した[2]．さらにIからIVを(a)皮膚病変のみ，(b)全身性疾患を伴う場合にサブ分類し，長谷川らはIIIb型の11歳女児[3]，IVa型の1歳女児[4]と2歳男児[5]，IVb型の10歳女児[2]を報告した．ただし，長谷川らはI型については，本邦での報告がなく，実在性について疑問が持たれるとしている．これらのPPV IからIV型に加えて，PPV V型として，青色斑に先天性毛細血管拡張性大理石様皮斑（cutis marmorata telangiectatica congenita；CMTC）を伴った2例を2003年にTorreloらが報告した[6]．

一方Happleは，実際にはPPV I型が存在しないこと，PPV IV型はPPV II型とIII型の混合型と思われることから，PPVについて主な3型をphacomatosis cesioflammea（PPV II型：毛細血管奇形＋青色斑），phacomatosis spilorosea（PPV III型：毛細血管奇形＋扁平母斑），phacomatosis cesiomarmorata（PPV V型：青色斑＋先天性毛細血管拡張性大理石様皮斑）とし，分類不能型（PPV IV型：毛細血管奇形＋青色斑＋扁平母斑，とその他）に分類することを提唱している[7]．このHappleの分類不能型として，これまでの分類にあてはまらない毛細血管奇形＋青色斑＋先天性毛細血管拡張性大理石様皮斑を伴った症例が過去にChangら[8]，Adachiら[9]，Shimizuら[10]，Namikiら[11]，Vermaら[12]からも報告されていることから，

2019年にChehadはphacomatosis cesio-flammeo-marmorataと呼ぶことを提唱している[13]．同様の症例について，奥野らも2021年に，毛細血管奇形＋青色斑＋先天性毛細血管拡張性大理石様皮斑がみられた2か月男児例をPPV II型＋V型として報告している[14]．

また本邦では茶色斑を扁平母斑と称し，nevus spilusと訳されるが，欧米では点状の色素斑を含む褐色斑を示すため，長谷川-安原の分類でのPPV IV型で示されている茶色斑が狭義であるとして，2020年にTorchiaは毛細毛管奇形＋青色斑＋茶色斑を示す症例をphacomatosis melanocesioflammeaと呼ぶことを提案している[15]．以上の比較を表1に示す．

欧米ではHappleによる分類や名称も広く用いられているが，本邦および海外でも，PPVの分類法，名称として簡便である長谷川-安原による分類がいまだ広く使用されている．病型として毛細血管奇形と青色斑がみられるII型が多いと言われており，Fernández-Guarinoらは自験例15例のうち，IIaが9例，IIbが4例であったと報告し[16]，Shinらは自験例のPPV 52例中40例（76.9%）がIIa型であったと報告している[17]．

病 因

PPVでは，真皮メラノサイトに由来する青色斑と紅色の毛細血管奇形が同時にみられることから，その成因の仮説としてtwin spotが考えられてきた．しかし，2013年にShirleyらによってSturge-Weber症候群や毛細血管奇形が*GNAQ*による遺伝的モザイクであることが報告され[18]，2016年にThomasらによってphakomatosis cesioflammea（PPV Ⅱ型）において，毛細血管奇形部だけではなく広範囲の青色斑部からも *GNA11* や *GNAQ* の遺伝子変異がみられたことが報告され，PPV Ⅱ型は現在は twin spot ではなく，青色斑部も毛細血管奇形部も *GNA11* または *GNAQ* による遺伝的モザイクと考えられている[19]．

経　過

皮膚病変について，毛細血管奇形は自然消褪せず，成長とともに体の大きさに比例して病変の面積が拡大するだけではなく，経年性の変化も生じるため色調が暗紫赤色調に変化したり，部位によっては肥厚したりする場合もある．一方，殿部に生じる蒙古斑は自然消褪すると言われているが，広範囲の濃青色斑は成長とともに少し色調は薄くなっても残存する可能性があるとされている．毛細血管奇形と青色斑が重なっている部位について，出生後すぐは濃青色調が強く毛細血管奇形が確認されなかった場合でも，青色斑の色調が薄くなるとともに毛細血管奇形病変が顕性となる場合もある．また全身の合併症については，出生時は明らかではなくても，成長とともに脊椎側彎，脚長差などがはっきりし，合併症が確認されることもあるため，PPV においては成長期終了までは定期的なフォローアップが必要である．

治　療

全身性疾患については，症状に応じての加療が必要となる．皮膚病変についてはⅡ型が多いことから，毛細血管奇形に対しては色素レーザー照射治療，濃青色斑についてはQスイッチレーザー照射治療が行われる．PPV特有の毛細血管奇形と青色斑が重なっている部位の治療については，どちらの病変を先に治療するかが重要な問題である．色素レーザーの波長は 595 nm で，595 nm の光はヘモグロビンのみならず，メラニンにも吸収される．一方，ルビーレーザーの波長は 694 nm，アレキサンドライトレーザーの波長は 755 nm で，これらの波長の光はメラニンへの吸収が主体でヘモグロビンへの吸収は少ない．以上より，毛細血管奇形と青色斑が重なっている部位の治療については，筆者はまずQスイッチアレキサンドライトレーザーやQスイッチルビーレーザーで青色斑の治療を行い，青色斑の色調が消褪したのちに，毛細血管奇形に対する色素レーザー治療を行うことを推奨する．また青色斑については，乳幼児期・小児期の照射治療で確実に病変の色調は薄くなり，改善された後，色素斑が再燃，悪化することはないが，レーザー光の皮膚深達度に限界があるため，成人期以降の治療では，皮膚の厚みが増し，皮膚深部病変にレーザー光が到達せず，治療無効や副作用として脱色素斑を生じる可能性が高くなる．加えて，毛細血管奇形の治療は，治療効果にばらつきがあり，色調の改善効果がみられてもふたたび色調が赤くなる，再燃，再発がみられたりすることや，部位によっては無効であったりすることからも，PPV Ⅱ型の青色斑と毛細血管奇形が重なっている部位については，青色斑に対する治療を優先したほうがよいと考えている．

毛細血管奇形と青色斑が重なっている部位の治療について Ono らは青色斑をQスイッチルビーレーザーで治療し，その後毛細血管奇形に対し色素レーザー治療を行い，有効であった症例を報告している[20]．特に毛細血管奇形と青色斑が重なっている部位の治療については，まずQスイッチルビーレーザーによる青色斑の治療を行い，その後色素レーザーによる毛細血管奇形の治療を推奨し，その理由としてQスイッチルビーレーザー照射は血管に対するダメージはないが，色素レーザーには色素斑に対するダメージがあるとしている．Kono らは PPV Ⅱ型の2例の皮膚病変に対し，複数の医師によるQスイッチルビーレーザー，Qスイッチアレキサンドライトレーザー，色素レーザーによる同時治療を報告し，青色斑と毛細血管奇形の重なっている病変部に対しては，QスイッチルビーレーザーやQスイッチアレキサンドライトレーザーによる治療を先行し，青色斑が消褪した後に，色素レーザー治療を開始するこ

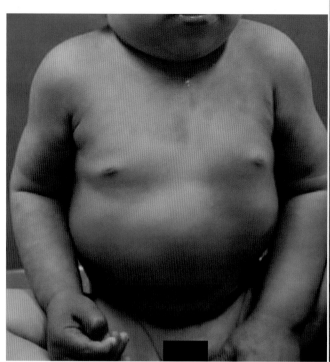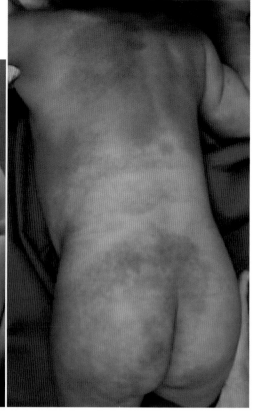

図 1. 症例 1：11 か月，男児，PPV Ⅱ型
右下肢を除く全身に毛細血管奇形があり，体幹部全体に濃青色斑がある．

とを勧めている[21]．Adachi らは青色斑と毛細血管奇形，先天性毛細血管拡張性大理石様皮斑がみられた 2 例（phacomatosis cesio-flammeo-marmorata）のレーザー治療においてQスイッチアレキサンドライトレーザーによる青色斑の治療を先行し，青色斑が改善してから毛細血管奇形に対する治療を行うことを勧めている[9]．

臨床例

【症例 1（図 1）】11 か月，男児．顔面，両上肢，胸，背部，殿部，左下肢の広範囲に毛細血管奇形を認め，体幹部全体に青色斑あり．長谷川-安原の分類では PPV Ⅱ型．Happle の提唱する分類では phacomatosis cesioflammea．

【症例 2（図 2）】2 か月，男児．顔面，体部に毛細血管奇形を認め，両上肢全体，体部に広範囲の青色斑のある PPV Ⅱ型（図 2-a，b）．顔面に対しては色素レーザー照射療法を施行し，両上肢全体にはQスイッチアレキサンドライトレーザー照射

療法を施行した．毛細血管奇形と青色斑が混ざってみられる体部では，まず青色斑に対するQスイッチアレキサンドライトレーザー治療を施行し，その後，色素レーザー照射療法を施行した．2 歳時には顔面の毛細血管奇形だけでなく，体部の毛細血管奇形と青色斑が混在する病変も改善されている（図 2-c，d）．

【症例 3（図 3，4）】PPV Ⅱ型男児の自然経過．図 3 は 7 歳時，図 4 は 14 歳時．背部の広範囲の青色斑については成長とともに少し色調が薄くなっているが，14 歳時でも残存しており，今後，現状よりの色調の消褪はないと思われる（図 3-a，4-a）．右下肢に広範囲にみられる毛細血管奇形は色調が少し濃くなり境界もやや明瞭となってきている（図 3-b，c，4-b）．

症例 2 では早期からのレーザー治療により青色斑だけでなく毛細血管奇形の色調も改善しているが，自然経過観察された症例 3 では，背部に広範

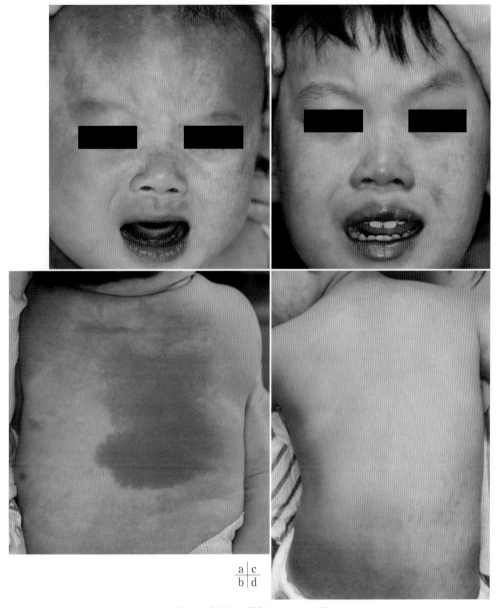

図 2. 症例 2：男児，PPV Ⅱ型
　a，b：2 か月時．顔面，腹部，背部に毛細血管奇形があり，両上肢全体と背部に濃青色斑が
　　ある．
　c，d：2 歳時．Q スイッチアレキサンドライトレーザーおよび色素レーザー照射療法で顔面
　　および背部の病変の色調は改善している．

囲の青色斑の残存を認め，右下肢の毛細血管奇形
の色調は濃くなってきている．一般に毛細血管奇
形に対する色素レーザー治療は再発もあり，レー
ザー治療による完治は難しいが，青色斑に対する
Q スイッチレーザー治療は有効性が高い．症例 3
のように色調の濃い広範囲の青色斑は残存する可
能性があるため，病変の将来像を予想し，整容的

な QOL が得られるよう，乳児期早期より積極的
に治療を勧めることも重要である．

Sturge-Weber 症候群

　出生時より顔面に境界明瞭で色調の濃い毛細血
管奇形がみられ，頭蓋内軟膜血管腫と緑内障，て
んかん，精神運動発達遅滞，片頭痛などを生じる

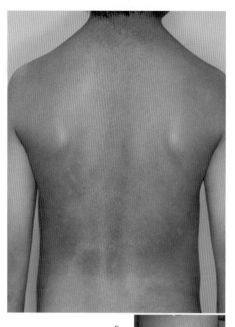

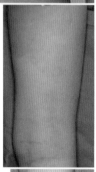

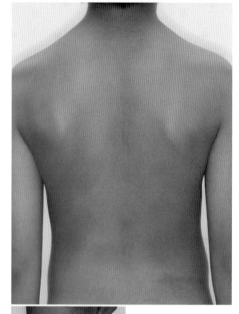

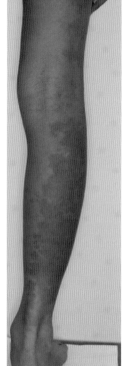

a
b
c

a
b

図 3.
　症例3：男児，PPV Ⅱ型，
　7 歳時

図 4.
　症例3：男児，PPV Ⅱ型，
　14 歳時
　自然経過で背部の青色斑
　は残存しており，右下肢
　の毛細血管奇形の色調は
　濃くなっている.

疾患として知られているが，必ずしもすべての症状が揃うわけではない．PPV との合併も報告されている[16)22)23)]．Dutkiewicz らは顔面の毛細血管奇形の分布パターンと Sturge-Weber 症候群の発症リスクについて論じている[24)]．小児慢性特定疾病および指定難病であり，推定 5 万人に 1 人の発症とされている．近年，病因として *GNAQ* の遺伝子変異が解明されている[18)]．

治　療

　顔面の毛細血管奇形に対しては色素レーザー照射治療が施行されるが，てんかん病変によってはレーザー照射が困難な場合もある．畑佐らは PPV Ⅱb 型の Sturge-Weber 症候群合併例において，

顔面の毛細血管奇形病変に対し，局所麻酔での
レーザー治療では治療後に硬直性痙攣を生じてい
たが，全身麻酔下でのレーザー治療では痙攣など
は生じなかったと報告している[22]．合併症である
脳軟膜血管腫に対する外科的治療，てんかんに対
する薬物療法や緑内障に対する治療が行われる．
予後はてんかん発作抑制のコントロールが重要
で，緑内障は徐々に進行し，失明する場合もある．

おわりに

色素血管母斑症は 1947 年に太田正雄らによっ
て命名され，その後，長谷川-安原による分類が提
唱された本邦からの報告が多い疾患である．一方
で，その病態が複雑であることから，Happle に
よって従来とは異なる分類法や分類名も提唱され
ており，既存の分類にあてはまらない症例も多数
報告されている．どちらの分類法も色素血管母斑
症を表現型としての皮膚病変によって分類してい
るが，あてはまらない病態や症例もあり，不完全
といえる．近年の研究では一部の色素血管母斑症
が *GNA11*，*GNAQ* の遺伝子変異によるモザイク
であることが解明されており，今後，色素血管母
斑症について遺伝子解析などの研究が進めば，既
存の病名や分類法とは異なる病因論からの分類法
が将来的に提唱される可能性も考えられる．

文　献

1) 太田正雄，川村太郎，伊藤　昇：色素血管母斑症
Phacomatosis pigmentovascularis Ota. 皮膚科性
病科雑誌，**57**：1-3，1947.

2) 長谷川義博，安原　稔：一種の色素血管母斑症の
1 例．皮膚，**21**(3)：178-186，1979.

3) 長谷川義博，安原　稔：色素血管母斑症Ⅲb 型の
1 例．皮膚，**32**(1)：71-81，1990.

4) Hasegawa Y, Yasuhara M：Phacomatosis pig-
mentovascularis type Ⅳa. *Arch Dermatol*, **121**：
651-655, 1985.

5) 糸田川裕子，長谷川義博，安原　稔：色素血管母
斑症Ⅳa 型—多発性小色素斑合併症—．臨皮，**48**
(8)：697-699，1994.

6) Torrelo A, Zambrano A, Happle R：Cutis mar-
morata telangiectasia congenita and extensive
Mongolian spots：type 5 phacomatosis pigmen-
tovascularis. *Br J Dermatol*, **148**：342-345, 2003.

7) Happle R：Phacomatosis pigmentovascularis
revisited and reclassified. *Arch Dermatol*, **141**：
385-388, 2005.

8) Chang BP, Hsu CH, Chen HC, et al：An infant
with extensive Mongolian spot, naevus flam-
meus and cutis marmorata telangiectatica con-
genita：a unique case of phakomatosis pigmen-
tovascularis. *Br J Dermatol*, **156**：1068-1071,
2007.

9) Adachi K, Togashi S, Sasaki S, et al：Laser ther-
apy treatment of phacomatosis pigmentovascu-
laris type Ⅱ：two case reports. *J Med Case Rep*,
7：55, 2013.

10) Shimizu N, Nakagawa K, Taguchi M, et al：
Unusual case of phakomatosis pigmentovascu-
laris in a Japanese female infant associated with
three phakomatoses：port-wine stain, dermal
melanocytosis and cutis marmorata telangiectat-
ica congenita. *J Dermatol*, **42**：1006-1031, 2015.

11) Namiki T, Arai M, Miura K, et al：A case of pha-
komatosis pigmentovascularis type Ⅱ：port-wine
stain and dermal melanocytosis with cutis mar-
moarata telangiectatica congenita-like lesions. *Eur
J Dermatol*, **26**：302-303, 2016.

12) Verma SB, Desai HK, Shah VN, et al：Phakoma-
tosis cesioflammea with cutis marmorata-like
lesions and unusual extracutaneous abnormali-
ties：Is it a distinct disorder? *Indian J Dermatol*,
62：207-209, 2017.

13) Chehad AS：New case of phacomatosis cesio-
flammeo-marmorata：the time is right to review
the classification for phacomatosis pigmentovas-
cularis. *Int J Dermatol*, **58**：e237-e240, 2019.

14) 奥野　聡，松尾晋祐，佐藤貴浩：単純性血管腫，
広範囲の青色斑，先天性血管拡張性大理石様皮斑
を認めた色素血管母斑症．皮膚臨床，**63**(7)：
1143-1146，2021.

15) Torchia D：Phacomatosis melanocesioflammea：
the rediscovery of phacomatosis pigmentovascu-
laris type Ⅳa. *Int J Dermatol*, **59**：e381-e383,
2020.

16) Fernández-Guarino M, Boixeda P, Heras E, et
al：Phakomatosis pigmentovascularis：clinical

findings in 15 patients and review of the literature. *J Am Acad Dermatol*, **58**：88-93, 2008.

17) Shin H, Kim YG, Kim YE, et al：Clinical characteristics and treatment of 52 cases of phakomatosis pigmentovascularis. *J Dermatol*, **46**：843-848, 2019.

18) Shirley MD, Tang H, Gallione CJ, et al：Sturge-Weber syndrome and port-wine stains caused by somatic mutation in *GNAQ*. *N Eng J Med*, **368**(21)：1971-1979, 2013.

19) Thomas AC, Zeng A, Rivière JB, et el：Mosaic activating mutations in GNA11 and GNAQ are associated with phakomatosis pigmentovascularis and extensive dermal melanocytosis. *J Invest Dermatol*, **136**：770-778, 2016.

20) Ono I, Tateshima T：Phacomatosis pigmentovascularis type Ⅱa successfully treated with two

types of laser therapy. *Br J Dermatol*, **142**：358-361, 2000.

21) Kono T, Erçöçen AR, Chan HRL, et al：Treatment of phacomatosis pigmentovascularis：a combined multiple laser approach. *Dermatol Surg*, **29**：642-646, 2003.

22) 畑佐知里, 江崎智香子, 神谷秀喜ほか：レーザー治療を試みた色素血管母斑症(Ⅱb)の1例. 臨皮, **58**(13)：1197-1199, 2004.

23) 畑野浩幸, 小林　仁, 大河原　章ほか：色素血管母斑症の1例. 臨皮, **50**：914-916, 1996.

24) Dutkiewicz AS, Ezzedine K, Mazereeuw-Hautier J, et al：A prospective study of risk for Sturge-Weber syndrome in children with upper facial port-wine stain. *J Am Acad Dermatol*, **72**：473-480, 2015.

MB Derma, **317**：25-34, 2022.

◆特集／母斑・母斑症の診療 update—基礎から実践まで—

青色ゴムまり様母斑症候群・Klippel-Trenaunay 症候群・その他の脈管腫瘍・脈管奇形

小関道夫*

Key words：静脈奇形(venous malformation)，PIK3CA関連過成長症候群(PIK3CA-related overgrowth spectrum；PROS)，乳児血管腫(infantile hemangioma)，Kasabach-Merritt 現象(Kasabach-Merritt phenomenon)，プロプラノロール(propranolol)，シロリムス(sirolimus)

Abstract 青色ゴムまり様母斑症候群は全身の皮膚，消化管に静脈奇形が出現する先天性疾患である．Klippel-Trenaunay 症候群は主に下肢の片側の毛細血管奇形と静脈奇形，軟部組織，骨の過成長を3徴とする疾患である．これらは難治性脈管異常の代表的疾患として知られている．その他の脈管腫瘍として，乳児血管腫や Kasabach-Merritt 現象を起こすカポジ肉腫様血管内皮細胞腫などがある．近年の病態解明とともに，これらに対する効果的な新規治療法が開発されてきている．脈管異常の分類に合わせた各疾患について，および乳児血管腫に対するプロプラノロール療法の治療適応と難治性脈管異常に対するシロリムス療法の最新情報も含め，解説する.

はじめに

青色ゴムまり様母斑症候群(blue rubber-bleb nevus syndrome；BRBNS)は，独特なゴム乳首様の青味を帯びた血管腫が皮膚や消化管など全身に発生する疾患である．1860 年に初めて報告され，1958 年に BRBNS と命名された[1]．近年は，「アザ，母斑，血管腫」などの病名は，脈管異常の疾患分類では使用されなくなりつつあるが，このなかで「母斑」という言葉が病名となっている BRBNS は貴重な疾患である．

Klippel-Trenaunay 症候群(Klippel-Trenaunay syndrome；KTS)は，一般診療のなかでもときどき遭遇する脈管異常の代表的疾患である．近年様々な研究が進み，これらの疾患の病態が判明してきた．また他の脈管異常のなかでも，乳児血管腫(infantile hemangioma；IH，いちご状血管腫)や Kasabach-Merritt 現象(Kasabach-Merritt

* Michio OZEKI, 〒501-1194 岐阜市柳戸 1-1 岐阜大学大学院医学系研究科小児科学，臨床准教授

phenomenon；KMP)を起こす脈管腫瘍などに対しても，効果的な薬物療法が出現してきている．本稿では，これらの代表的な疾患の解説に加え，最新の薬物療法についての知見を述べる．

脈管異常の分類と遺伝子異常

1．脈管異常の分類

これまでは「血管腫」と一括りにされていた疾患は現在，脈管異常，血管腫・脈管奇形と称されている．国際学会である International Society of Studying Vascular Anomaly(ISSVA)が提唱する ISSVA 分類が疾患分類として確立されつつある(表1)[2]．いまだ疾患の概念が確立されていない分類不能な疾患もあるが，ある程度，この分類を基に正しく診断し，診療や研究，発表をすることが臨床医，研究者に必要となってきている．

脈管腫瘍(vascular tumor)は良性群・境界群・悪性群の3つに分類され，脈管奇形(vascular malformation)は単純型，混合型，主幹型，関連症候群に枠組みされている．単純型には主となる脈管成分によって，毛細血管奇形(capillary malforma-

表 1. ISSVA 分類

2014 年の第 20 回 ISSVA 国際学会によって承認,2018 年に最終改訂された.(文献 2 より)

脈管異常(vascular anomalies)				
脈管腫瘍 (vascular tumors)	脈管奇形 (vascular malformations)			
	単純型	混合型	主幹型	関連症候群
良性群 乳児血管腫 (infantile hemangioma;IH) 先天性血管腫 (congenital hemangioma;CH) 房状血管腫 (tufted angioma;TA)など **境界群** カポジ型肉腫様血管内皮細胞腫 (Kaposiform hemangioendotheli- oma;KHE)など **悪性群** 血管肉腫(angiosarcoma)など	毛細血管奇形 (capillary malformations;CM) リンパ管奇形 (lymphatic malformations;LM) 静脈奇形 (venous malformations;VM) 動静脈奇形 (arteriovenous malformations; AVM)	CVM CLM LVM CLVM CAVM CLAVM など	解剖学的名称を有 するような血管や リンパ管の欠損, 起始・走行異常, 低形成・狭窄・拡 張・瘤化・短絡お よび胎生期血管遺 残などが含まれる	脚長差や片側肥大 など軟部組織や骨 格異常を合併する 症候群.また,分 類不能な疾患も含 まれる

CVM;capillary venous malformations, CLM;capillary lymphatic malformations, LVM;lymphatic venous malforma-tions, CLVM;capillary lymphatic venous malformations, CAVM;capillary arteriovenous malformations, CLAVM;capillary lymphatic arteriovenous malformations

tion;CM),静脈奇形(venous malformation;VM),リンパ管奇形(lymphatic malformation;LM),動静脈奇形(arteriovenous malformation;AVM)が含まれ,混合型は複数の脈管成分が混在したものが含まれる(http://www.issva.org).

脈管腫瘍のうち,良性群は乳児血管腫(infantile hemangioma;IH)と先天性血管腫(congenital hemangioma;CH),房状血管腫(tufted angi-oma;TA)が挙げられる.境界群はカポジ型肉腫様血管内皮細胞腫(Kaposiform hemangioendo-thelioma;KHE),悪性群は血管肉腫(angiosar-coma)などが挙げられる.

2.脈管異常の原因遺伝子

脈管異常は生殖細胞系列および体細胞の遺伝子変異によって起こるとされている[3].年々,新たな遺伝子変異が検出され,解析が進んでいるが,ISSVA 分類中にもこれらの原因遺伝子や関連する症候群などについてまとめられている.

体細胞変異(somatic mutation)とは,受精卵から細胞が分裂し,分化する過程において,ある細胞に変異が生じ,増殖して集団を形成したものを指す.正常な細胞のなかの一部の細胞のみが遺伝子異常を持った状態となり,体細胞モザイクとも呼ばれる.体細胞変異は様々な疾患の原因となるが,脈管異常に検出される変異細胞(正確には解析のために採取された組織中の変異細胞)の頻度が 5〜20% 程度と非常に低いため,通常の遺伝子解析では検出が困難であった[3].

しかし,2009 年に初めて VM における Tie2 の変異が報告されて以来,様々な脈管異常から多数の変異が報告されてきている[4].その後,次世代シーケンサーを用いたディープシーケンスなどの解析技術の進歩により,これらの低頻度の異常を検出することが可能となってきた.また癌領域ではゲノム医療といい,患者毎に変異を検出し,治療に結び付ける試みや,組織検体ではなく,血液中に存在する cell free DNA など断片化された遺伝子からの検出なども実用化されつつある.脈管異常の分野においても同様に,ゲノム解析から診療への応用が期待される[5].

脈管異常で検出される遺伝子異常は PI3kinase/AKT/mTOR 経路や RAS/MAPK シグナル伝達経路など,血管・リンパ管新生,細胞増殖などに関わる遺伝子の機能獲得型(gain-of-function)変異である(図 1).VM などに認める *PIK3CA* 遺伝子変異は,様々な癌細胞において認める遺伝子変異のホットスポットと同じ E542K,E545K,H1047R の 3 つの変異に集中している[6].本疾患はもちろん発癌しないが,血管新生,細胞増殖を強力に引き起こす強い遺伝子変異が本疾患の病態に関与を

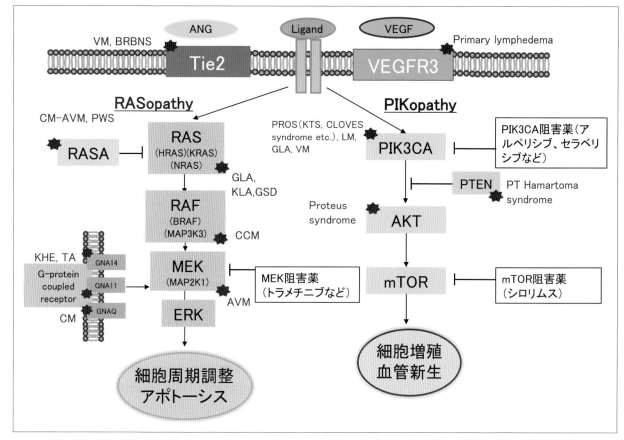

図 1．脈管異常と PIK3/AKT/mTOR，RAS/MAPK シグナル伝達経路の関連性，有効とされる薬物の候補

脈管異常は主に，Tie2，VEGFR3 の受容体から PIK3/AKT/mTOR，RAS/MAPK シグナル伝達経路上の遺伝子異常が病態と関連しているといわれる．報告のある疾患（赤字）と治療候補となる薬剤を示す．

VM；venous malformation（静脈奇形），BRBNS；blue rubber-bleb nevus syndrome（青色ゴムまり様母斑症候群），ANG；angiopoietin，VEGF；vascular endothelial growth factor（血管内皮細胞増殖因子），VEGFR；vascular endothelial growth factor receptor（血管内皮細胞増殖因子受容体），CM-AVM；capillary malformation-arteriovenous malformation（毛細血管奇形-動静脈奇形），PWS；Parkes Weber syndrome（パークス・ウェーバー症候群），GLA；generalized lymphatic anomaly（リンパ管腫症），KLA；Kaposiform lymphangiomatosis（カポジ肉腫様リンパ管腫症），KHE；Kaposiform hemangioendothelioma（カポジ型肉腫様血管内皮細胞腫），TA；tufted angioma（房状血管腫），CM；capillary malformation（毛細血管奇形），CCM；cerebral cavernous malformations（脳海綿状血管腫，血管奇形），AVM；arteriovenous malformation（動静脈奇形），PROS；PIK3CA-related overgrowth spectrum（PIK3CA 関連過成長スペクトラム），KTS；Klippel-Trenaunay syndrome（クリッペル・トレノネー症候群），CLOVES；congenital lipomatous overgrowth, vascular malformations, and epidermal nevi syndrome（クローブス症候群），LM；lymphatic malformation（リンパ管奇形）

しているといえる．こうした遺伝子変異を持った細胞が，異常のない周辺の細胞，組織に何らかの増殖シグナルを出すために，これらの脈管奇形が経年的に増大するのではないかと推察している．

3．脈管異常の新しい薬物療法について

脈管異常に対する治療は手術，硬化療法，レーザーなどが主であるが，最近は様々な新規治療薬が開発されてきている．最大の変換点はβブロッカーであるプロプラノロールが乳児血管腫に対する第一選択薬となったことであろう．作用機序としては血管収縮および血管内皮増殖因子（vascular endothelial growth factor；VEGF）の抑制と考えられているが[7]，これまでの対症療法とは異なり，疾患特異的に作用する薬剤であることが大きな発

展といえる．またPIK3CA/AKT/mTOR経路など先述した原因遺伝子に関連する分子を抑制する薬剤として，mTOR阻害薬であるシロリムスが新たな脈管異常の標的治療薬として期待されている．

各疾患について

1．静脈奇形（VM），青色ゴムまり様母斑症候群（BRBNS）

a）概念，名称

VMは脈管異常のなかで最も頻度が高く，皮膚や粘膜，軟部組織以外に，筋肉，骨，内臓など様々な部位に発生し，静脈が海綿状または嚢胞状に拡張した病変である．従来より「海綿状血管腫」と呼称され，静脈性蔓状血管腫，筋肉内血管腫，BRBNSなどのほか，遺伝性，症候群として発生する家族皮膚粘膜静脈奇形などもある．病変部位からはTie2遺伝子変異が検出される[1]．

BRBNSは全身皮膚と消化管に多発するVMが特徴の希少疾患で，報告のほとんどが孤発例である．VMと同様にTie2遺伝子変異が検出される．

b）臨床所見

通常のVMは生下時より既に存在しているが，無症状であることが多い．成長とともに増悪し，ときに感染症や外傷，月経，妊娠などによって症状の増悪がみられる．限局性，びまん性，広範囲の病変など大きさや分布は様々で，通常，弾性軟の腫瘤として触れ，挙上や下垂にて，圧迫などで大きさが変化する．また内部の静脈石が触れることがある．

VMの症状は腫脹のほか，疼痛，醜状，皮膚色変化や，病変部位からの出血，感染を起こすことがある．四肢において広範囲に深部組織に至る症例は，疼痛を起こしやすく，血流のうっ滞による血管拡張や静脈石の刺激，血栓性静脈炎，知覚神経圧迫によるものと考えられる．

BRBNSの皮膚病変は独特なゴム乳首様の青黒い血管腫が体幹，四肢を中心に多発し，成長に伴って増加，増大する（図2-a～d）．消化管は口腔内から肛門まで同様のVM病変が多発し，刺激によって出血するため，吐血や下血，慢性鉄欠乏性貧血の原因となる（図2-e，f）．ときに腸捻転や腸重積を起こすことや，皮膚，消化管以外の臓器に血管腫を合併することもある．

c）検査，診断

通常の皮膚のVMは，視診にて診断が可能である．静脈石や病変に伴う骨変形の確認に単純X線写真を用いることがある．また超音波検査によって，病変の局在や血流の確認を行う．多嚢胞状の低エコー領域が特徴であるが，圧迫によって虚脱し，また静脈石は音響反射を伴う高エコー構造となる．内部の出血やデブリードマンなども確認できることがある．広範囲，深部の病変の評価はMRIが有用である（図3）．また巨大VM病変部位の血管は複雑に蛇行し，一定の流れではなく，血流が滞り，乱れ，よどむことがある．また血管の障害，炎症が起こることによって，内皮細胞が活性化，凝固，凝固因子の消費をきたすことによって，localized intravascular coagulopathy（LIC）を起こすとされる．そのためD-ダイマーの上昇，フィブリノーゲン，血小板数の低下を認めることがある．特に嚢胞を形成するタイプのVMは血栓を起こしやすい．またBRBNSでは消化管出血だけでなく，多発血管腫内での異常血液凝固による消費性の貧血が起こる．

d）治療

VMの治療法は，硬化療法，手術がメインとなるが，治療適応や適切な実施時期の明確なエビデンスはなく，患者の臨床症状に応じて対応が必要である．

保存療法としては弾性ストッキング，包帯が血液貯留を減少させ，疼痛の緩和や血栓，静脈石形成の予防，凝固異常の軽減に有効である．また抗凝固・抗血栓療法としてアスピリンや低分子ヘパリンを使用することもある．

硬化療法は無水エタノール，ポリドカノール，モノエタノールアミンオレイン酸塩などが用いられ，巨大病変や境界不明瞭な病変では第一選択と考えられている．しかし複数回の治療を行っても完全に消失させることは困難であり，症状の緩和に留まることもある．また肺塞栓，ヘモグロビン

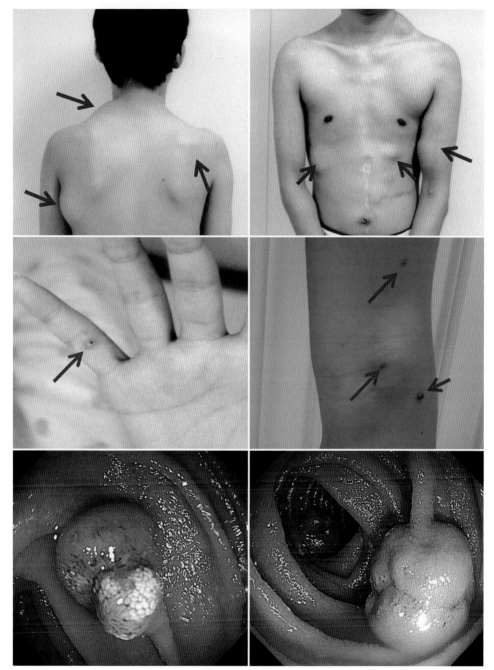

a	b
c	d
e	f

図 2. 青色ゴムまり様母斑症候群の臨床写真

a，b：左頸部，背部，胸腹部の皮下に多発する腫瘤性病変

c：手指に青黒い血管腫

d：膝裏に多発する血管腫

e，f：十二指腸球部後壁，水平脚に 15 mm，20 mm 大の血管腫

尿，アレルギー，神経麻痺，皮膚壊死などの合併症にも注意が必要である．

　BRBNS の鉄欠乏性貧血に対しては，鉄剤や止血剤の内服など対症療法が主となる．

2．Klippel-Trenaunay 症候群（KTS）

a）概念，名称

　KTS は片側肢の骨軟部組織の過成長と低流速の脈管奇形を伴う中胚葉系の異常を示す疾患であ

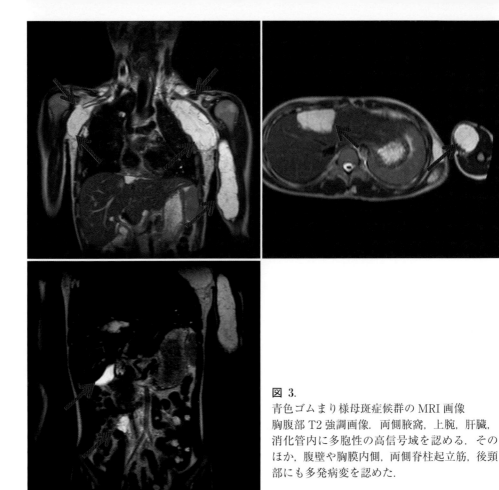

図 3.
青色ゴムまり様母斑症候群の MRI 画像
胸腹部 T2 強調画像．両側腋窩，上腕，肝臓，
消化管内に多胞性の高信号域を認める．その
ほか，腹壁や胸膜内側，両側脊柱起立筋，後頸
部にも多発病変を認めた．

る[8]．その 3 徴候は，地図状ポートワイン斑（皮膚
の CM），静脈・リンパ管の異常（静脈瘤を含む），
患肢の骨軟部組織の過成長による肥大である（図
4）．病変の腫大具合や血管病変の関与の程度など
は様々で，体幹や上肢病変に発生する場合もあ
る．また KTS 病変からも PIK3CA の機能獲得変
異が高率に認められ，PIK3CA 関連過成長症候群
（PIK3CA-related overgrowth spectrum；PROS）
という疾患群名でとらえられるようになってきて
いる[9]．日本での KTS の患者は約 3,000 人と推測
されている．

　b）臨床所見

　病変の程度にもよるが，整容面のみならず，機
能面にも慢性的な症状に苦しむことが多い．骨軟
部の過成長，肢長不等による運動障害や，体表およ
び骨盤内臓器の内性器，泌尿器からの出血，繰り返
す蜂窩織炎，血栓の形成，慢性疼痛などを認める．

　c）検査，診断

　臨床所見によって診断がなされる症例がほとん
どであるが，病変の分布などは MRI 画像などで評
価をするのがよい（図 5）．一方，KTS 自体が広く
知られている疾患であるため，四肢肥大を認める
というだけで KTS と診断されているケースがあ
る．実際は VM，LM のみであったり，過成長を
伴うが混合型脈管奇形はなく，CM のみの diffuse
capillary malformation with overgrowth
（DCMO）であるということもある[10]．これらの疾
患は経過や特徴が異なり，家族への説明にも関わ
るため，場合によっては画像や遺伝子解析なども
含めた慎重な診断が必要である．

　また巨大な KTS 病変を持つ症例は VM，
BRBNS と同様に重度の LIC を合併していること
が多い．KTS の約 20% に深部静脈血栓症を起こ
すという報告もあり，注意が必要である．リスク

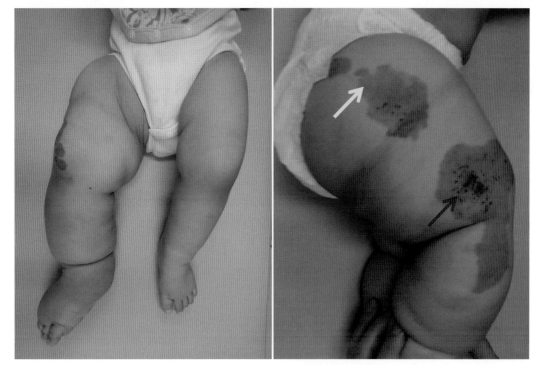

a | b

図 4. Klippel-Trenaunay 症候群の臨床写真

生後 10 か月の症例.

a：右下肢が全体に肥大し，脚長差も伴う.

b：皮膚には静脈奇形成分（赤矢印）と毛細血管奇形成分（黄矢印）を認める.

の高い症例は外科的手術や血管内治療前に血液検査を行い，肥満やエストロゲン避妊薬など血栓形成促進リスク因子を避けるべきである.

d）治　療

基本的には対症療法である．VM と同様に圧迫帯，圧迫下着（20～30 mmHg 程度）は疼痛，腫脹，LIC，静脈石形成を抑制するとされている．また肥大組織の部分的切除や，硬化療法，レーザー治療，肢長差矯正手術なども行われる.

3．脈管腫瘍

a）乳児血管腫（IH）

IH は乳児期で最も頻度の高い腫瘍の 1 つで，女児，早期産児，低出生体重児に多い[7]．出生時には存在しないか，小さい前駆病変であるが，生後 2 週間程度で病変が顕在化する．3 か月頃（特に 5～8 週）までに 80％に増大し，1 歳から稀に 2 歳頃まで増殖することがある．その後は，徐々に退縮し，4 歳までに 90％程度となる[7]．無治療であれば 70％の病変が血管拡張など何らかの瘢痕を残すとされている．特に隆起が強い病変は皮表の

樹枝様の血管とともに弛緩した瘢痕となることがある．多くの IH が無治療で経過観察可能であるが，治療適応となる IH については，時期を逸さないよう早期に治療を開始すべきである.

b）KMP を起こす脈管腫瘍（KHE，TA）

KMP は腫瘍内で異常増殖する血管内皮に血小板が捕捉，血小板が活性化され血栓を形成し，線溶亢進，血小板・凝固因子が消費される重篤な凝固異常である．KMP を起こす脈管腫瘍は KHE，TA であり，その他の疾患では通常起こらないとされている[2].

KHE は局所浸潤性に腫瘤を形成する血管性腫瘍で，約半数は生下時に存在する．四肢，体幹部の皮膚から皮下組織に好発し，皮膚の色調変化や筋肉痛，関節可動域制限などを起こす．TA は 5 歳未満の頸部，上肢帯に発生する稀な血管性腫瘍で，発赤や丘疹を伴って緩徐に増大し，ときに疼痛や拘縮などを起こす．治療はステロイドやビンクリスチンが第一選択となるが，有効でない場合は放射線照射が選択される場合もある.

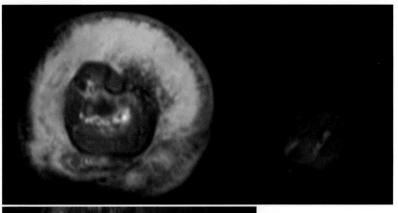

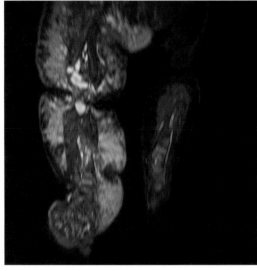

a
―
b

図 5.
Klippel–Trenaunay 症候群の MRI 画像所見
図 4 と同一症例．患側は著明に肥大し，T2 強調脂肪抑制画像にて下腿全体の皮下から筋組織までミルフィーユ状に高信号域が広がり，静脈奇形，リンパ管奇形の混合成分と考えられる（a：軸位断，b：冠状断）.

最新の薬物療法

1．プロプラノロール

a）プロプラノロール療法について

近年，IH に対するプロプラノロール療法は，有効かつ安全な治療法として確立され[6]，国内では2016 年にヘマンジオル® が承認されている．海外では多数の臨床試験によってプロプラノロールの高い有効性を示すエビデンスが得られており，2019 年に発行された American Academy of Pediatrics（AAP）の診療ガイドラインでは「全身療法を要する IH には第一選択薬としてプロプラノロールを経口投与すべきである（グレード A，強い推奨）」とされている[7].

b）高リスク，治療対象となる IH

以下に，プロプラノロール療法を積極的に考慮すべきパターンを示す（頭部・顔面で治療適応となりやすい部位，全身で潰瘍のリスクや症候群を疑う部位を図 6 に示す）（レーザー療法については別稿に記載）.

⑴ Alarming hemangioma

気道閉塞リスク：声門下 IH は乳児喘鳴や気道閉塞を起こしたり，約半数に顔面下部（あごひげ分布）または前頸部の分節型 IH，口腔，咽頭粘膜の IH を伴うことがあり注意が必要である.

心不全リスク，合併症：肝 IH など巨大病変は稀に大血管シャントを伴い，高拍出性心不全をきたすことがある．また消費性甲状腺機能低下症を起こすことがあり，甲状腺機能のチェックが必要である．顔面に 5 cm を超える IH は PHACE（S）症候群，外陰部 IH は PELVIS 症候群，腰仙部，下肢 IH は LUMBAR 症候群を合併していることがあり，エコーや MRI などの精査が必要である[7].

弱視リスク：眼瞼周辺の IH は少しでも覆った

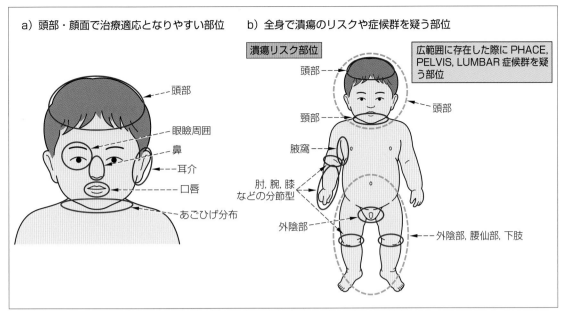

図 6. 乳児血管腫の病変部位で注意すべき箇所
a：頭部・顔面で治療適応となりやすい部位
b：全身で潰瘍のリスクや症候群を疑う部位

場合は将来の弱視のリスクとなる.

(2) 潰瘍化リスク：頸部や腋窩, 外陰部, 肘, 膝内側などの間擦部で, 特に隆起しているものは増大に伴い, 潰瘍化するリスクがある. 潰瘍が起こっていない場合でも, 3か月までの増殖が活発な時期や皮下脂肪が豊富となる時期は注意が必要である.

(3) 後遺症リスク：顔面のなかでも, 鼻, 耳介, 口唇は変形, 醜状が残る可能性が高い. 治療適応の大きさの目安は一概に定義することは困難であるが, 局面型の場合は縦に隆起するため, 初診時より隆起が倍になった場合などを想像し, その場合, 醜状を残す可能性があるかどうかで判断するとよい.

c) 早期治療のタイミング

IH が急速増大するのは暦月齢 1〜3 か月であるため, 増大する前の"生後 1 か月"と考えられている[7]. AAP の診療ガイドラインでは「高リスクと判断した場合, 可及的速やかに血管腫専門医による評価を受けるべき(グレード X, 強い推奨)」と記載されている[7]. したがって, 生後早期に診察する医師が治療適応と考えた場合は, 速やかに治療可能な血管腫専門医(診療科にかかわらず, 多数の血管腫治療の経験がある医師), 専門施設に

送るべきである.

また早期治療の適応と判断されなかった場合は, 通常の経過観察でよい. しかし, 増殖の程度によっては, リスクアップする可能性があり, 3か月までの増殖が活発な時期は短いスパンでのフォローを勧める.

2．シロリムス

a) シロリムスとは

mTOR(mammalian target of rapamycin)は細胞増殖, 血管新生, 免疫を制御する働きがあり, その阻害薬であるシロリムス, エベロリムスは臓器移植後の免疫抑制剤や腎細胞癌, 乳癌, 結節性硬化症などの治療薬として用いられているが, 近年, 脈管異常に対する有効性が期待されている. 米国の前向き多施設共同第 II 相試験では様々な脈管奇形に対し, 6 か月時点で 57 例中, 47 例(82%)に有効性を認め[11]その後, 多数の臨床試験結果が報告されている.

b) 脈管異常に対するシロリムス開発状況

シロリムス(ラパリムス®)はリンパ脈管筋腫症のみの承認で, 本疾患には適応がなかった. 筆者らが難治性リンパ管疾患(リンパ管腫, リンパ管腫症, ゴーハム病を含む LM)への多施設共同第 III

相医師主導治験を実施し，薬事承認を得た．さらに KMP を起こす脈管腫瘍や VM，BRBNS，KTS などに対する治験も実施中であり，その結果が待たれるところである．

c）疾患毎の治療効果について

世界中でシロリムスの臨床試験が実施されており，最近，いくつかのレビューが報告されている[12]．これまで 373 症例（162 腫瘍，211 奇形）の報告から，腫瘍に対しては 90.1％に縮小が得られ，KMP は 95.5％が平均 13.7 日で改善を認めている．また VM，LM，その他の混合型に対しても 80％程度の症例に縮小効果を認めている．

BRBNS に対しては投与後，速やかに貧血が改善し，血管腫の縮小などが得られている．また通常の投与量よりも低用量であってもその効果を認めたとする報告もあり，至適投与量などは今後の課題である[13]．

KMP の凝固障害に対しても著明な効果を示し，投与後，速やかに凝固異常，血小板減少が改善する[12]．KMP を伴わない症例であっても，病変が縮小し，臨床症状の改善を認めるため，今後はステロイド，ビンクリスチンの代替療法となることが期待される．

3．その他

サリドマイド，シルデナフィル（PDE 阻害薬），漢方，ゾレドロン酸，ベバシズマブ（VEGF 抗体），デノスマブ（RANKL 抗体）などの研究報告がなされている．また近年は VA の原因となる遺伝子異常を標的として，シロリムス以外にアルペリシブ（PIK3CA 阻害薬），トラメチニブ（MEK 阻害薬），AKT 阻害薬などの癌領域で使用されている薬剤のドラッグ・リポジショニングが盛んに研究されている（図1）[3]．今後，こうした治療薬の選択肢が益々広がることと期待している．

文 献

1）中村泰大：Venous malformation（VM：静脈奇形）．血管腫・血管奇形 臨床アトラス（大原國章，神人正寿編），南江堂，pp. 117-122，2018.

2）平成26-28年度厚生労働科学研究費補助金難治性疾患等政策研究事業（難治性疾患政策研究事業）「難治性血管腫・血管奇形・リンパ管腫・リンパ管腫症および関連疾患についての調査研究」班：血管腫・血管奇形・リンパ管奇形診療ガイドライン 2017，2017.

3）Queisser A, Seront E, Boon LM, et al：Genetic Basis and Therapies for Vascular Anomalies. *Circ Res*, **25**：155-173, 2021.

4）Limaye N, Wouters V, Uebelhoer M, et al：Somatic mutations in angiopoietin receptor gene TEK cause solitary and multiple sporadic venous malformations. *Nat Genet*, **41**：118-124, 2009.

5）Ozeki M, Aoki Y, Nozawa A, et al：Detection of NRAS mutation in cell-free DNA biological fluids from patients with kaposiform lymphangiomatosis. *Orphanet J Rare Dis*, **14**：215, 2019.

6）Madsen RR, Vanhaesebroeck B, Semple RK：Cancer-Associated PIK3CA Mutations in Overgrowth Disorders. *Trends Mol Med*, **24**：856-870, 2018.

7）Krowchuk DP, Frieden IJ, Mancini AJ, et al：Clinical Practice Guideline for the Management of Infantile Hemangiomas. *Pediatrics*, **143**：e20183475, 2019.

8）伊藤孝明：Klippel-Trenaunay syndrome（KTS）．血管腫・血管奇形 臨床アトラス（大原國章，神人正寿編），南江堂，pp. 151-153，2018.

9）Vahidnezhad H, Youssefian L, Uitto J：Klippel-Trenaunay syndrome belongs to the PIK3CA-related overgrowth spectrum（PROS）. *Exp Dermatol*, **25**：17-19, 2015.

10）長濱通子，田中由起子，野村　正ほか：Diffuse capillary malformation with overgrowth の1例．皮膚の科学，**19**：163-168，2020.

11）Adams DM, Trenor CC 3rd, Hammill AM, et al：Efficacy and Safety of Sirolimus in the Treatment of Complicated Vascular Anomalies. *Pediatrics*, **137**：e20153257, 2016.

12）Freixo C, Ferreira V, Martins J, et al：Efficacy and safety of sirolimus in the treatment of vascular anomalies：A systematic review. *J Vasc Surg*, **71**：318-327, 2020.

13）Yokoyama M, Ozeki M, Nozawa A, et al：Low-dose sirolimus for a patient with blue rubber bleb nevus syndrome. *Pediatr Int*, **62**：112-113, 2020.

MB Derma, 317：35-44, 2022.

◆特集／母斑・母斑症の診療 update—基礎から実践まで—
色素失調症

中西 元[*]

Key words：色素失調症(incontinentia pigmenti)，無汗性外胚葉形成不全症(anhidrotic ectodermal dysplasia with immunodeficiency)，*IKBKG* 遺伝子(*IKBKG* gene)，*NEMO* 遺伝子(*NEMO* gene)，診断基準(diagnostic criteria)

Abstract 色素失調症(incontinentia pigmenti)は *IKBKG*(*NEMO*)遺伝子の変異によって皮膚，眼，中枢神経などに症状が出現する稀な遺伝性疾患である．特徴的な皮膚症状を呈することから皮膚科医がその診断に必要とされる疾患の1つである．従来より1993年にLandy らによって提唱されていた診断基準が国際的にしばしば使用されていたが，2014年より改正された診断基準となっている．また，2017年からは小児慢性特定疾病として認定されており，そのための診断基準も作成されている．ここではそれぞれの診断基準について説明し，その相違点などについて解説する．また，色素失調症の原因遺伝子である *IKBKG* 遺伝子によって生じるもう1つの疾患である免疫不全を伴う無汗性外胚葉形成不全症(anhidrotic ectodermal dysplasia with immunodeficiency)について，同じ遺伝子の変異によって全く異なる疾患が生じる機序とその関連性について解説する．

はじめに

色素失調症(incontinentia pigmenti；IP, OMIM 308300)は Bloch-Sulzberger 症候群とも呼ばれ，皮膚，毛髪，歯，爪，眼，中枢神経に症状が出現する疾患である．X 染色体顕性(優性)遺伝の遺伝形式をとる遺伝性疾患で，10 万人出生あたり 0.7 人の頻度で発症する比較的稀な疾患である．2017 年からは小児慢性特定疾病(疾病名：色素失調症，番号：18)として認定されている．

病 因

2000 年に X 染色体長腕末端の Xq28 に存在する *NEMO*(NF-κB essential modulator)遺伝子が IP の原因遺伝子として同定された[1]．現在では *NEMO* 遺伝子は *IKBKG* 遺伝子(inhibitor of nuclear factor kappa B kinase subunit gamma gene)と呼ばれることが多い．

* Gen NAKANISHI, 〒524-0041 守山市勝部 6-3-34 なかにし皮フ科クリニック，院長

NEMO と NF-κB シグナル

NEMO タンパクは NF-κB シグナルの中心的な分子であり，IP ではその遺伝子変異による機能異常によって NF-κB の活性化が障害される．NF-κB は，発生，免疫，炎症，そして癌など幅広い役割を果たしている転写因子である．その活性化機序において，IκB kinase(IKK)複合体と NEMO タンパクからなる NEMO 依存性の古典的経路と IKKα のホモダイマーと NF-κB-inducing kinase(NIK)からなる NEMO 非依存性の非古典的経路が存在する．NEMO 依存性の古典的経路では，炎症性サイトカインや抗原，病原体由来の産物などによる細胞への刺激があると，NEMO を含む IKK 複合体はいくつかのアダプタータンパクやキナーゼによって活性化される．NF-κB と結合している IκB は，活性化された NEMO を含む IKK 複合体により部位特異的にリン酸化，ポリユビキチン化された後，結果として，プロテアソームで分解される．NF-κB は IκB から切り離されて核内に

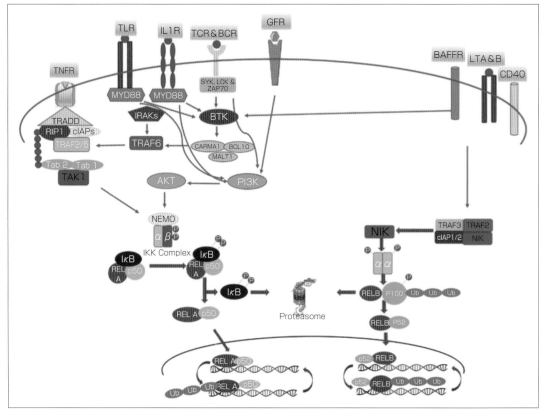

図 1. NF-κB シグナル, 古典的(canonical)経路と非古典的(non-canonical)経路(左側が NEMO タンパク が関与する古典的経路, 右側が非古典的経路)

NEMO タンパクの関与する古典的経路は細胞膜上の tumor necrosis factor-a receptor(TNFR), toll-like receptor(TLR), interleukin1 receptor(IL1R), T-cell receptor(TCR), B-cell receptor(BCR), growth factor receptor(GFR)などの刺激を受けて, transforming-growth factor β-activated kinase1(TAK1)の 活性化や protein kinase B(AKT)のリン酸化が生じ, IKK 複合体の活性化, そして IκB タンパクの分解 を経て, 遊離された NF-κB ダイマー(上の図では REL A と p50 の複合体)が核へと移行する. (文献 2 より引用)

移行し, 標的遺伝子のプロモーター領域ないしエンハンサー領域にある特定の DNA 配列に結合し, 標的遺伝子の転写を誘導する[2](図1).

IP と免疫不全を伴う 無汗(低汗)性外胚葉形成不全症

無汗性外胚葉形成不全症(anhidrotic ectodermal dysplasia)は毛髪, 歯, 爪, 汗腺の形成不全を特徴とする遺伝性疾患である. 1929 年に Weech により初めて報告され, 現在までに 150〜200 を超える病型が記載されている. それらのほとんどは免疫不全を認めないが, ごく稀に免疫不全を伴う病型があり, 免疫不全を伴う無汗性外胚葉形成不全症(anhidrotic ectodermal dysplasia

with immunodeficiency; EDA-ID, OMIM 300291)と報告されている[3]. IP と EDA-ID の臨床的に全く異なる 2 つの疾患が, 同じ IKBKG (NEMO)遺伝子の変異による NF-κB の活性化障害によって生じる. NF-κB の機能不全に関する他の遺伝子変異はいくつか報告されているが, この 2 つの疾患においては IKBKG 遺伝子の変異のみが関与している.

EDA-ID は発汗の低下ないし消失, 円錐型の切歯, 粗な毛髪を認め, 1 歳までに骨, 軟部組織の細菌感染, 肺炎, 髄膜炎, 敗血症あるいは抗酸菌感染症, サイトメガロウイルス感染症, カリニ肺炎などの日和見感染を繰り返し, 2〜3 歳までに死亡することが多い疾患である. 最も重篤な問題は

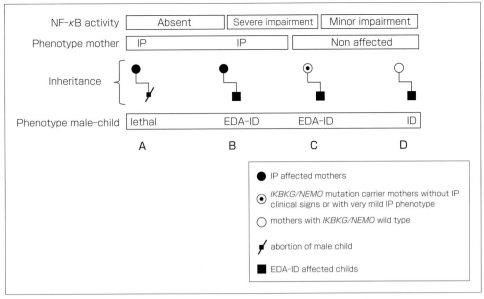

図 2. IP, EDA-ID の表現形と NF-κB 活性と関連

母親の NF-κB 活性が完全に消失している場合は，その男児では胎生致死となる（A）．NF-κB 活性がわずかに残存している場合はその男児では EDA-ID となる（B，C）．NF-κB 活性がかなり保たれている場合は，男児は外胚葉形成不全を伴わない免疫不全のみの ID となり，男児の母親は IP の症状がほとんどみられない（D）．（文献 4 より引用）

NF-κB の活性化が阻害されることによる T 細胞と B 細胞の機能障害による免疫不全である．その免疫不全は，免疫グロブリンの低下，特異抗体産生の欠如，NK 細胞の機能不全，炎症性サイトカインの産生の低下など多岐にわたる．一方，IP は，後述するように特異的な皮膚症状を呈し，歯，眼，中枢神経などを系統的に侵す疾患であるが，特に免疫不全は生じない比較的予後良好な疾患である．

IKBKG 遺伝子は X 染色体に存在する．EDA-ID は男性に生じ，IKBKG 遺伝子変異のヘミ接合で，必ず一定の NF-κB 活性が残存している hypomorphic 変異であり，IP は女性に生じ，IKBKG 遺伝子変異のヘテロ接合であり，NF-κB 活性が残存している hypomorphic 変異あるいは NF-κB 活性が完全に消失している amorphic 変異である．それぞれの IKBKG 遺伝子変異は，EDA-ID 患者のほぼ半数は 1 つのアミノ酸が置換するのみのミスセンス変異であるが，IP 患者のほぼ 80％は遺伝子をほぼ消失する大規模欠失である．

EDA-ID の男性患者の細胞は，1 つの X 染色体から変異 NEMO タンパクのみが発現されるので NEMO タンパクの発現が必要とされる組織では細胞死となり，例えば，免疫系の組織では著しい組織障害を生じることとなる．IP の女性患者の細胞は，X 染色体の不活性化によって，変異 NEMO タンパクが発現する細胞は細胞死となり，正常の NEMO タンパクを発現する細胞は生存する．そのため IP 患者では，造血細胞は出生時に既に正常の NEMO タンパクを発現する細胞のみが選択されて免疫不全を生じないが，皮膚や神経系では残存した細胞によって引き起こされた炎症反応によって組織障害が生じると考えられる．

極めて限られた症例であるが，同じ家族内の IP の母親とその男児の EDA-ID の例が報告されている．すなわち，NEMO タンパクの機能が完全に消失した場合は，男児では胎生致死となるが，hypomorphic 変異として機能が完全に消失していない場合は，同じ家族内に IP の母親から EDA-ID の男児が生まれる可能性がある．その場合は，母親の IP の症状は極めて軽度か，あるいは，臨床的にほとんどないことがある[4]（図 2）．

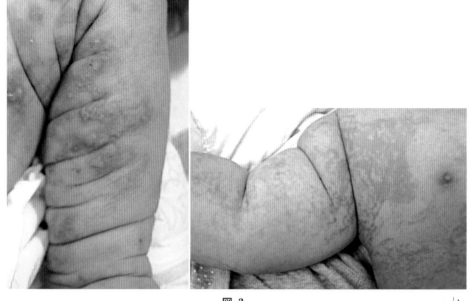

図 3.
a：第1期の皮疹．紅斑を伴う水疱，膿疱やびらんを生じる．
b：第3期の皮疹．渦巻き状，泥はね様の特徴的な配列の褐色調の色素斑を認める．
（Okita M, et al：*J Dermatol*, **39**：940-941, 2012, 文献5と同一症例）

a｜b

臨床症状[5]~[7]

皮膚病変は4期に分類されるが，それぞれの時期の皮疹は混在し，ときに反復してみられる．

第1期：水疱期．生下時から生後2週間までに，紅斑を伴う小水疱が Blaschko 線に沿って線状，序列性に生じ，その後，膿疱やびらんを混じる．しかし，小水疱やびらんについては線状や序列性の配列がはっきりしないことも多い．反復して生じ，数週から数か月の期間続く（図3-a）．

第2期：疣状期．手背や足背など四肢末端に過角化を伴う疣贅状丘疹が多発する．

第3期：色素沈着期．渦巻き状，泥はね様，大理石様と表現される特徴的な色素斑を生じる（図3-b）．

第4期：色素消褪期．4，5歳頃より皮疹は消褪しはじめ，思春期頃に消褪することが多い．ときに脱色素斑瘢痕を残す．

毛髪の異常：脱毛や wooly hair と呼ばれる縮毛などが報告されている．

口腔内の異常：ほとんどは歯の発育異常や形態異常であるが，一部には口蓋裂や高口蓋などの異常も報告されている．

眼合併症：網膜周辺部の血管新生とそれに続く網膜剥離を生じる．乳児期から幼児期に網膜剥離のリスクが最も高い．

中枢神経合併症：知的障害，痙攣発作，痙性四肢麻痺の報告がある．知能については，多くの IP 患者は男女とも正常である．

爪甲の異常：爪甲欠損，脆弱化，陥凹などは年齢とともに改善することが多い．

上記の症状とは別に，近年，IP と診断された小児に口腔内潰瘍，外陰部潰瘍など Behçet 病様の症状を伴った症例が報告されている[8]．現在までに10例の症例が報告されているが，全例女性で，多くは10歳頃に IP と Behçet 病の合併例として診断されている．口腔内潰瘍，外陰部潰瘍，皮疹を伴うものの眼症状を伴った例は1例もなく，消化管症状を伴うことが多い．それらの症例で *IKBKG* 遺伝子の遺伝子変異が確認された例は2例のみであるが，その2例とも大規模欠失ではなく，ミスセンス変異である．もしかすると，ある特定の *IKBKG* の遺伝子変異が Behçet 病様の症状の合併と関連しているのかもしれない．

表 1. IP の診断基準改訂版

家族歴がない場合，主症状の少なくとも 1 つを満たせば診断に十分である．母親に疾患があれば，副症状が 1 つあれば診断に十分である．ただし，副症状が全く欠如している場合は疑い症例となる．

（文献 10, Minić S, et al：*Clin Genet*, **85**：536-542, 2014. より引用して日本語に改変）

主症状
- 紅斑と水疱を伴った典型的な新生児期の皮疹
- Blaschko 線に沿った丘疹や局面 (stage 2)
- 青年期にはうすくなる Blaschko 線に沿った典型的な色素沈着 (stage 3)
- 四肢の線状，萎縮性，無毛の病変 (stage 4)，頭頂部の瘢痕性脱毛 (stage 3, 4)
- 歯：発育不全（歯数不足症，部分性無歯症），形態異常（柱状歯，円錐歯，大臼歯咬頭パターンの変化）萌出遅延
- 頻度の高い遺伝子再構成（*IKBKG* 遺伝子の exon 4 から exon 10 の欠失）

副症状
- 好酸球増多症 (stage 1)
- 毛髪：脱毛やつやがなく，乾燥した羊毛状の毛髪 (wooly hair)
- 爪：点状陥凹，爪甲鉤彎症 (ram's horn nail)
- 乳腺組織の合併症（低形成，非対称，乳汁分泌過少）とともに，あるいは，乳頭の合併症（陥没乳頭，多乳頭，授乳の障害）
- 特徴的な皮膚組織所見
- 網膜：網膜周辺部の血管新生

診　断

国際基準として長い間 Landy と Donnai が 1993 年に提唱した診断基準が使われていたが[9]，その後，2014 年，新たな診断基準が提唱された（表 1)[10]．新診断基準においては，最も頻度が高い遺伝子変異である exon 4 から exon 10 の *IKBKG* 遺伝子の大規模欠失が主症状に追加され，特徴的な皮膚病理所見が副症状に追加された．

今回，診断基準に新たに追加された項目である遺伝子変異は，*IKBKG* 遺伝子の半分以上が欠失してしまう遺伝子変異で，海外ではおおよそ 80% の患者にみられると報告されている．大規模な遺伝子領域の欠失であるので，PCR を用いて比較的簡便に確認することができる．ただし，*IKBKG* 遺伝子と隣り合わせに *IKBKG* の pseudogene があり，その pseudogene も *IKBKG* 遺伝子と同様に欠失を生じるので注意が必要である．*IKBKG* の欠失も *IKBKG* の pseudogene の欠失もいずれも検出する PCR と，*IKBKG* 特異的な欠失のみ検出する PCR を組み合わせて行う検査が欠失の有無をみるために行われている（図 4)．それらの方法で欠失がみられなければ，*IKBKG* 遺伝子のそ

れぞれの exon の塩基配列を調べて点突然変異や小欠失がないか，あるいは，exon 4 から exon 10 の欠失以外の大規模な欠失や重複が *IKBKG* 遺伝子やそれに隣接する遺伝子の遺伝子座にないかを調べる必要がある[11]．

前述したように，診断基準に追記された exon 4 から exon 10 の *IKBKG* 遺伝子の大規模欠失は海外では 78% の IP 患者にみられると報告されているが，我々が以前検討した結果では 10 例中 5 例のみ (50%)[12] で，最近本邦から報告されている結果でも 30 例中 13 例 (43.3%) に過ぎない．本邦と海外では大規模欠失の遺伝子変異の頻度が異なる可能性がある[13]．

さらに上記の本邦 30 例の IP について検討された報告では，30 例中 5 例 (16.7%) は exon 4 から exon 10 の *IKBKG* 遺伝子の大規模欠失のモザイクであることが確認された．それらのモザイクはいずれも 1/39 から 1/76 までの非常に低い頻度であることがデジタル PCR によって確かめられている[13]．そのようなモザイクの可能性を考慮すると，今後は nested PCR などを組み入れて変異した配列をより高感度で検出する遺伝子検索が必要と思われる．

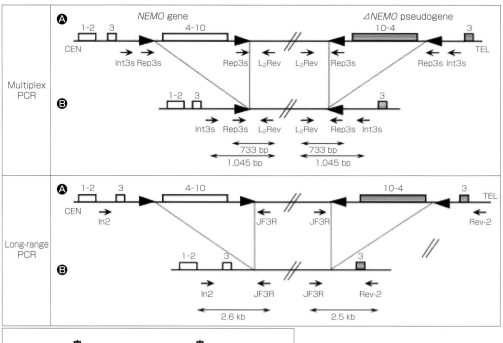

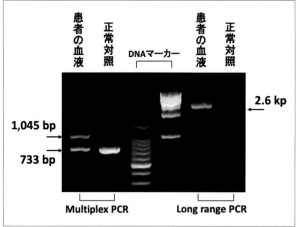

図 4. *IKBKG*(*NEMO*)遺伝子の大規模欠失の検出

a/b

a：*IKBKG*(*NEMO*)遺伝子に隣接する pseudogene も同様の大規模欠失を生じるため注意が必要である．上段の multiplex PCR のみでは *IKBKG* の欠失であることを証明できない．そのため，pseudogene は増幅できず，*NEMO* のみ増幅できる long-range PCR も確認のため必要とされる．（文献 11 より引用）

b：PCR を利用した大規模欠失の検出例．患者血液からの DNA では，multiplex PCR（a の図，Int3s と Rep3s の 2 種の forward primer と L_2 Rev の 1 種の reverse primer で増幅）では欠失が生じたため増幅されるバンド（1,045 bp）と internal control（733 bp）のバンドの 2 本が検出され，long-range PCR（a の図，In2 と JF3R の primer で増幅）では欠失の生じた *NEMO* のみ増幅されている（2.6 kb）．

小児慢性特定疾病情報センターの診断の手引きに本邦の診断基準が記載されている（表 2）．前述の診断基準と異なり，紅斑，色素沈着，歯，爪，毛髪などは含まれているが，乳腺組織や乳頭についての項目は特にない．また，好酸球増多症や病理組織所見も診断基準には含まれていない．*IKBKG* 遺伝子の変異がある場合は主要徴候 1 項目を満たすのみで確定診断とされ，*IKBKG* 遺伝子の変異がない場合は，主要徴候 2 項目と副徴候 1 項目を満たした場合に確定診断となる．また，

表 2. 本邦における IP の診断基準
（小児慢性特定疾病情報センター　色素失調症　診断の手引きより）

｜診断基準

■ A. 症状
● 主要徴候
1. 顔以外に出現する紅斑：生後 1 週から 4 か月の間に出現し一般に線状に分布する．後に小水疱となる．
2. 線状，渦巻状の色素沈着：生後 4 か月から 16 歳の間にみられる．主に体幹に，ブラシュコ線に沿って出現し思春期に消退する．
3. 線状または斑状に脱色し萎縮した皮膚：思春期から成人期にみられる．
● 副徴候
1. 歯牙異常（歯牙欠損，部分または完全無歯症，小歯症，歯牙形態異常等）
2. 毛髪異常（脱毛，羊毛状の毛）
3. 爪の異常（隆起状または陥没状の爪，爪鉤彎症）
4. 網膜周辺部の血管新生

■ B. 検査所見
なし

■ C. 遺伝学的検査等
IKBKG 遺伝子に変異を認める．

■ D. 鑑別診断
水痘．水痘ではブラシュコ線に沿うことはない．

■ E-1. 確実例
主要徴候のうち少なくとも一つを満たし責任遺伝子（*IKBKG* 遺伝子）に変異を認める場合は色素失調症と確定診断される．
変異を認めない場合もあり，その場合は主要徴候のうち項目2と副徴候のうち一つ以上を満たす場合を色素失調症と診断する．

■ E-2. 疑い例
なし

｜当該事業における対象基準

基準（ア）を満たす場合
【基準（ア）】
　症状として，けいれん発作，意識障害，体温調節異常，骨折又は脱臼のうち一つ以上続く場合であること．

小児慢性特定疾病として対象となるのは，痙攣発作，意識障害，体温調節異常，骨折または脱臼のうち 1 つ以上続く場合であることと限定されている．

皮膚病理組織の所見は従来の旧診断基準には含まれていなかったが，新診断基準には追記された．遺伝子診断が普及した近年では，病理組織所見を得るための皮膚生検は必ずしも必要ではないという意見もある．しかし，現状では遺伝子検査の結果が必ずしも短期間で得られるとは限らないことと，病理組織検査に必要な皮膚生検は 3 mm 程度のパンチ生検で十分であり，ほとんどの皮膚科のある医療機関ですぐに実施可能で 1 週間程度で結果を得ることが可能であることを考えると，やはり現時点では皮膚生検は診断確定に有用だと考えられる．皮膚病理所見は，成書に記載されているとおり，4 期の皮膚症状のそれぞれに次のような所見がある．第 1 期では，好酸球性海綿状態と呼ばれる表皮内への著明な好酸球の浸潤を伴う表皮内水疱が特徴的である（図 5）．紅斑部はわずかな海綿状態であるが，著明な好酸球浸潤を伴っている．水疱近くに個細胞角化を生じた細胞がと

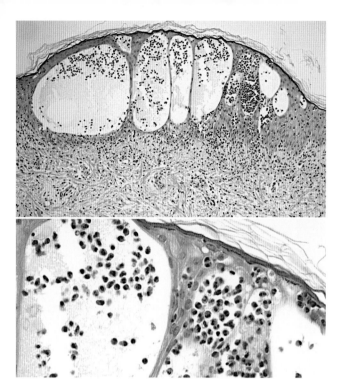

図 5. 第 1 期の皮膚病理所見
表皮内水疱を形成し，多数の好酸球の浸潤がみられる．
（Okita M, et al：*J Dermatol*, **39**：940-941, 2012, 文献 5 と同一症例）

きにみられる．真皮上層には好酸球と単核球の浸潤を認める．第 2 期では，過角化，表皮の肥厚，軽度の不規則な乳頭状の表皮の増殖があり，多数の個細胞角化がみられる．第 3 期では，真皮上層に多数のメラノファージを認める．第 4 期では，真皮上層のメラノファージの減少と，ときに表皮萎縮がみられる．

IP の男児例

本症の少数の男児例が報告されている．男児におけるIPの発症機序として，次のようないくつかの場合を考える必要がある．Klinefelter 症候群の場合では，染色体はXXYであるため2つあるX染色体の一方に *NEMO* の遺伝子変異があっても残りのX染色体が正常に機能する細胞が存在し，胎生致死とならずにIPとして出生する．体細胞モザイクの場合では，*NEMO* の遺伝子変異がある細胞とない細胞が混在しており，遺伝子変異がない正常な細胞の働きがあるために生存が可能である．

治療と経過観察[10]

皮膚，眼，神経，歯などのそれぞれの臓器の障害に応じて治療と経過観察が必要である．皮膚については，第 1 期の炎症の強い時期には第Ⅳ群（medium）のステロイド外用薬が一部の症例では効果があったことが示されている．海外ではタクロリムスの外用が使用された報告があるが，本邦では 2 歳未満での使用はできないので注意が必要である．色素沈着を生じた部位に対するレーザー治療は炎症を再発させるリスクがあるので推奨されない．炎症や色素沈着の増強を避けるために適切な遮光はすすめられる．皮膚科的な経過観察は，それぞれの症例の症状に応じてであるが，生後 6 か月までは毎月，生後 1 年までは 3 か月，5 歳までは 1 年に 1 回といったように定期的なフォローがすすめられている．眼症状については，IPの診断がついた時点でなるべく早く眼科への紹介が必要であり，眼病変がみられれば専門医による検査，治療が必要とされる．神経症状については，痙攣発作や他の神経学的異常に注意して，必要であれば専門医を受診し，MRIなどの検査が必要である．歯の症状については咀嚼や発語の発達に対応できるように歯科に紹介が必要である．

鑑別診断

特徴のあるそれぞれのステージに対して，鑑別診断が考えられる．第 1 期では，伝染性膿痂疹，単純ヘルペス，水痘などの感染症，ランゲルハンス細胞組織球症，ジューリング疱疹状皮膚炎，先天性表皮水疱症などが鑑別診断となる．第 2 期では，他の疾患と間違われることは少ないが，軽度のIPの症状では尋常性疣贅などが鑑別となることがある．第 3 期や第 4 期では，X連鎖遺伝形式の遺伝性疾患では Blaschko 線に沿って皮疹が出現する Conradi 症候群（X-linked dominant chondrodysplasia punctata 2）や Goltz 症候群（focal dermal hypoplasia）の体細胞モザイクの場合なども鑑別すべき疾患となる．最も鑑別が問題となる

疾患の1つは伊藤白斑(hypomelanosis of Ito, OMIM 300337)である.伊藤白斑はしばしば染色体のモザイクによって発症し,IPと同様にBlaschko線に沿って線状,渦巻き状に皮疹を生じる.ただし,IPでは色素沈着が生じるが,伊藤白斑では典型的には脱色素斑が生じる(伊藤白斑について次の稿で詳しく述べられているので参照していただきたい).組織学的に色素失調をきたすNaegeli-Franceschetti-Jadassohn症候群(NFJS;OMIM 161000)も鑑別すべき疾患の1つである.NFJSは2歳頃から網状の色素沈着が体幹,四肢,眼周囲,口周囲に生じ,15歳頃から色素沈着は消褪し始める.IPのように炎症が先行することはないが,新生児期に足に水疱を生じることがある[14).爪異栄養症や爪下角化症などの爪の異常とともに歯の形態異常も生じる.乏汗症を伴い,しばしば手掌,足底の過角化とともに皮膚紋理の消失を伴う.色素沈着部の皮膚病理所見では軽度の過角化とともに真皮の上層にメラノファージとCivatte bodyを認める.NFJSは先天性表皮水疱症の原因遺伝子である *KRT14* 遺伝子の変異が報告されているが,先天性表皮水疱症と異なる症状がなぜ生じるかは,はっきりわかっていない[15).

遺伝カウンセリング

IPはX連鎖遺伝形式によって遺伝する.女性IP患者が妊娠において *IKBKG* 遺伝子の変異アレルを伝える確率は50%であるが,NF-κB活性がほぼ失われている *IKBKG* 遺伝子が伝わった罹患男児は胎生致死となる.そのため,罹患女性が妊娠した場合には妊娠中期までに流産や死産を繰り返す可能性があり,罹患女性の肉体的,精神的な負担は大きく,遺伝カウンセリングが必要とされることがある.モザイクの可能性を考えないと,出生する児の33%が非罹患女児,33%が罹患女児,33%が非罹患男児であると考えられる.しかしながら前述したとおり,IP患者と診断されている症例の16.7%が低いレベルでの体細胞モザイクであるという報告があることを考えると,実際

の確率を考えることは非常に難しい.つまり,臨床症状が比較的軽微なIP患者の場合は体細胞モザイクの可能性があり,それらの患者が罹患女児を出産する可能性は非常に低いと考えられるからである.正確な遺伝カウンセリングのためには遺伝子変異を適切に把握する必要がある.IPの遺伝子検査,遺伝カウンセリングについては国立病院機構名古屋医療センター遺伝診療科などの施設で対応していただける可能性があるので,自施設での対応が難しい場合にはご相談していただきたい.

謝 辞
執筆にあたってご助言いただいた滋賀医科大学皮膚科教授 藤本徳毅先生に感謝します.

文 献

1) Smahi A, Courtois G, Vabres P, et al:Genomic rearrangement in NEMO impairs NF-kappaB activation and is a cause of incontinentia pigmenti. The International Incontinentia Pigmenti (IP)Consortium. *Nature*, **405**(6785):466-472, 2000.
2) Ramadass V, Vaiyapuri T, Tergaonkar V:Small Molecule NF-κB Pathway Inhibitors in Clinic. *Int J Mol Sci*, **21**:5164, 2020.
3) 藤本 亘:低汗性外胚葉形成不全症と色素失調症 NF-κB機能不全による遺伝性疾患.日皮会誌,**113**(3):381-388, 2003.
4) Fusco F, Pescatore A, Conte M, et al:EDA-ID and IP, Two Faces of the Same Coin:How the Same *IKBKG/NEMO* Mutation Affecting the NF-κB Pathway Can Cause Immunodeficiency and/or Inflammation. *Int Rev Immunol*, **34**:445-459, 2015.
5) 中西 元:色素失調症.皮膚科臨床アセット15 母斑と母斑症(古江増隆,金田眞理編),中山書店,pp.245-252, 2013.
6) 藤山幹子:色素失調症.最新皮膚科学大系 第11巻 母斑・母斑症・悪性黒色腫(玉置邦彦編),中山書店,pp.138-144, 2004.
7) Scheuerle A, Ursini M(河合美紀,大江瑞恵,倉橋浩樹訳):色素失調症(incontinentia pigmenti), Gene review.

8) Baldini L, Sabatino F, Bodredo E, et al：Nemo mutations：a rare cause of monogenic Behçet-like disease. *Rheumatology(Oxford)*, **60**：e92-e94, 2021.

9) Landy SJ, Donnai D：Incontinentia pigmenti (Bloch-Sulzberger syndrome). *J Med Genet*, **30**(1)：53-59, 1993.

10) Bodemer C, Diociaiuti A, Hadj-Rabia S, et al：Multidisciplinary consensus recommendations from a European network for the diagnosis and practical management of patients with incontinentia pigmenti. *J Eur Acad Dermatol Venereol*, **34**：1415-1424, 2020.

11) Song MJ, Chae JH, Park EA, et al：The Common NF-kB Essential Modulator(NEMO)Gene Rearrangement in Korean Patients with Incontinentia Pigmenti. *J Korean Med Sci*, **25**：1513-1517, 2010.

12) Okita M, Nakanishi G, Fujimoto N, et al：NEMO gene rearrangement(exon4-10 deletion)an genotype-phenotype relationship in Japanese patients with incontinentia pigmenti and review of published work in Japanese patients. *J Dermatol*, **40**：272-276, 2013.

13) Kawai M, Kato T, Tsutsumi M, et al：Molecular analysis of low-level mosaicism of IKBKG mutation using the X Chromosome Inactivation pattern in Incontinentia Pigmenti. *Mol Genet Genomic Med*, **8**：1531-1541, 2020.

14) Ralser DJ, Kumar S, Borisov O, et al：Identification of a founder mutation in KRT14 associated with Naegeli-Franceschetti-Jadassohn syndrome. *Br J Dermatol*, **183**：754-787, 2020.

15) Sanodia G, Hulmani M, Kumar VJ：Naegeli-Franceschetti-Jadassohn syndrome：A rare reticulate pigmentary disorder. *Indian J Dermatol*, **64**(3)：235-238, 2019.

MB Derma, 317：45-49, 2022.

◆特集／母斑・母斑症の診療 update—基礎から実践まで—

伊藤白斑

大磯直毅*

Key words：伊藤白斑(hypomelanosis of Ito)，脱色素性母斑(nevus depigmentosus)，pigmentary mosaicism，linear and whorled nevoid hypermelanosis，phylloid hypomelanosis，ラパマイシン標的たんぱく質(mammalian target of rapamycin；mTOR)

Abstract 伊藤白斑は胎生期染色体異常や遺伝子異常で発症するモザイク疾患で，2 領域以上の線状分布もしくは斑を呈する不完全脱色素斑である．神経系疾患や筋骨格系疾患などの随伴症状を併発し得る．随伴症状が治療の主体となるため，必要に応じて小児科などの専門科と連携して診療する．伊藤白斑の一部の症例は mammalian target of rapamycin；mTOR：ラパマイシン標的たんぱく質の遺伝子変異で発症することが明らかとなった．結節性硬化症の葉状白斑は mTOR 経路の活性化で発症することから，一部の症例では葉状白斑の病態を反映すると考えられる．ラパマイシン外用が mTOR 経路活性化により生じた伊藤白斑に対し有用か，今後の臨床研究が期待される．

はじめに

伊藤白斑は先天性もしくは出生早期に気づく，2 領域以上の線状分布もしくは斑を呈する不完全脱色素斑である[1)~4)]．神経系疾患や筋骨格系疾患など，様々な随伴症状を併発し得る．様々な染色体異常が色素関連遺伝子領域に生じて発症すると推測されてきた[5)]．モザイクは胎生期染色体異常のみならず遺伝子異常でも生じ得る．近年，伊藤白斑はモザイクの観点から解析が進んでいる．本稿では，臨床症状と診断基準，pigmentary mosaicism との関連，病態，今後の治療の可能性につき概説したい．

伊藤白斑の診断

伊藤白斑の診断基準は 1992 年に Ruiz-Maldonado らが提唱し，現在まで活用されている(表 1)[2)~4)]．

伊藤白斑の線状分布は Blaschko 線に沿う．伊

表 1．伊藤白斑の診断基準(文献 4 より作成)

1. 必須項目
・先天性もしくは出生早期に生じる 2 領域以上で線状分布もしくは斑を呈する非遺伝性脱色素斑
2. 主要項目
・1 つもしくは複数の神経系疾患
・1 つもしくは複数の筋骨格系疾患
3. 副項目
・神経系疾患もしくは筋骨格系疾患を除いた 2 種類以上の先天性疾患
・染色体異常
＜確定診断＞
・項目 1＋1 種類以上の項目 2
・項目 1＋2 種類の項目 3
＜疑い症例＞
・項目 1 のみ
・項目 1＋1 種類の項目 3

藤白斑の確定診断には，2 領域以上の線状分布もしくは斑を呈する不完全脱色素斑と，神経系疾患もしくは筋骨格系疾患の併発，もしくは神経系疾患と筋骨格系疾患以外の複数の先天性疾患と染色体異常の確認が必要である(図 1, 2)．皮疹により伊藤白斑を疑うと，神経系疾患と筋骨格系疾患，その他の先天性疾患の有無，さらに染色体異常の

* Naoki OISO，〒589-8511 大阪狭山市大野東 377-2 近畿大学医学部皮膚科学教室，准教授

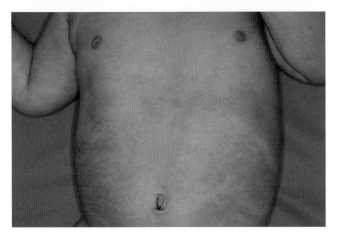

図 1. 伊藤白斑（3 か月，男児）
全身に Blaschko 線に沿った不完全脱色素斑を認める.

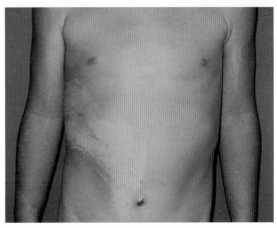

図 2. 伊藤白斑（4 歳，男児）（文献 2，文献 3 と
同一症例）
全身に Blaschko 線に沿った不完全脱色素斑を認める.

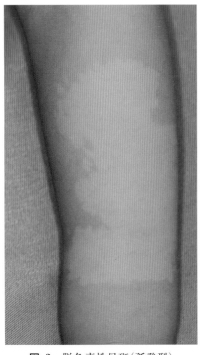

図 3. 脱色素性母斑（孤発型）
（3 歳，女児）
左前腕に辺縁鋸歯状不完全脱色素斑
を認める.

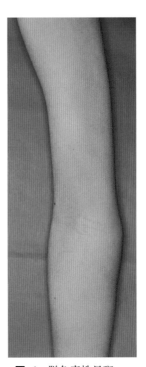

図 4. 脱色素性母斑
（分節型）（11 歳，女児）
左上肢に線状の不完全
脱色素斑を認める.

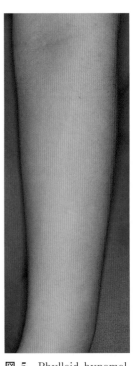

図 5. Phylloid hypomel-
anosis（10 歳，女児）
（文献 10 と同一症例）
右前腕に葉状（phylloid）
の不完全脱色素斑を認める.

確認を行う.

　疑い症例については脱色素性母斑との鑑別が議
論される. 必須項目の 2 領域以上の線状分布もし
くは斑を呈する不完全脱色素斑は，脱色素性母斑
でも生じ得る.

伊藤白斑と脱色素性母斑

　脱色素性母斑は孤発型，分節型，全身型に分類
される（図 3，4）[2]. 孤発型は辺縁鋸歯状で不完全
な脱色素斑である. Blaschko 線に沿う線状の脱色

素斑は1病変のみであれば分節型に分類される. 2病変以上あれば全身型となる. 一部症例は伊藤白斑疑いとも全身型脱色素性母斑とも診断できる. 両側性は伊藤白斑, 片側性で随伴症状がなければ脱色素性母斑, 随伴症状があれば伊藤白斑とされる傾向にある[2)3)].

伊藤白斑と pigmentary mosaicism

胎生期に色素関連遺伝子領域に生じた染色体異常により, 色素異常を伴う疾患が生じ得る. これらを包括した概念が pigmentary mosaicism となる[5)]. 色素関連の皮膚モザイクは染色体異常のみならず, 遺伝子異常で生じる症例も報告されている.

伊藤白斑は, 2領域以上の線状分布もしくは斑を呈する不完全脱色素斑で, 英文では hypomelanosis of Ito もしくは pigmentary mosaicism of Ito type(or hypopigmented type)と記載される.

一方, linear and whorled nevoid hypermelanosis(LWNH)は2領域以上の線状分布もしくは斑を呈する色素斑で, 伊藤白斑の不完全脱色素斑が色素斑に置き換わっていると考えると理解しやすい. LWNH は pigmentary mosaicism of hyperpigmented type とも記載される.

2領域以上の線状分布もしくは斑を呈する不完全脱色素斑と色素斑が混在すると, pigmentary mosaicism of hypo- and hyperpigmented type となる.

特徴的な葉状(phylloid)型を呈する皮膚モザイク(phylloid-type pigmentary mosaicism)では, 色素脱失型が phylloid hypomelanosis(図5), 色素沈着型が phylloid hypermelanosis となる.

Cutis tricolor は, 脱色素斑と色素斑が斑や線条として互いに隣接して存在する疾患である[6)]. 皮膚症状のみの症例と様々な随伴症状を伴う症例に分類される[6)].

伊藤白斑の病態

1. 胎生期とモザイク

皮膚モザイク疾患の病態は胎生期の発生時期との関連で考えると理解しやすい.

受精卵は胚胞を経て, 外胚葉, 中胚葉, 内胚葉に分化する. 外胚葉は表皮, 神経系, 感覚器に分化する. 中胚葉は真皮, 筋骨格系, 循環器系などに分化する. 循環器系には血液が含まれる.

皮膚は表皮, 真皮, 皮下組織, 付属器などから構成される. メラノサイトは胎生期神経堤細胞からメラノブラストが生じ, 遊走して表皮基底層に定着してメラノサイトとなる. メラノサイトでのメラニン顆粒合成は表皮角化細胞や真皮線維芽細胞などからのシグナルの影響を受ける. メラニン顆粒のメラノサイトから表皮角化細胞への移行には相互の膜輸送が関与する.

外胚葉と中胚葉分化前に染色体異常や遺伝子異常などが生じると, 外胚葉系と中胚葉系の臓器・組織の両者にモザイクが生じる.

外胚葉系で早期に染色体異常や遺伝子異常などが生じると, 表皮, メラノサイト, 神経系の複数病変部でモザイクとなる. その際, 皮膚症状と神経系症状が併発し得る. 一方で表皮やメラノブラストへの分化後に染色体異常や遺伝子異常などが生じると, 皮膚症状のみが生じる.

中胚葉系で早期に変異が生じると, 真皮, 筋骨格系, 循環器系すべてがモザイクとなる. その際は, 皮膚症状と筋骨格系症状が併発し得る. 一方で真皮への分化後に染色体異常や遺伝子異常などが生じると皮膚症状のみが生じる.

2. モザイクと臨床症状

神経系症状を伴う伊藤白斑は外胚葉と中胚葉分化前, もしくは外胚葉への分化後早期のモザイクと推測される. 末梢血白血球に染色体異常や遺伝子変異などが生じている場合, モザイクは外胚葉と中胚葉に分化する前に生じたと考えられる.

筋骨格系症状を伴う伊藤白斑は, 外胚葉と中胚葉分化前, もしくは中胚葉への分化後早期のモザ

イクと推測される．この場合，末梢血白血球の染色体異常や遺伝子変異などは中胚葉分化後でも生じる．しかし，循環系の血球系との分化後に染色体異常や遺伝子変異などが生じると，末梢血白血球にモザイクは生じない．

モザイクの生じた細胞の生存割合も随伴症状の重篤度に影響を及ぼし得る．近年の遺伝子解析技術の進歩により，症例ごとにモザイクの生じた時期と，その細胞の割合を評価できるようになってきた．

3. 伊藤白斑と染色体異常，遺伝子変異

2004 年に Taibjee らが過去の報告を解析し，染色体異常の生じている領域に既知の色素関連遺伝子が存在する割合は 88％であると報告した[5]．また，残りの 12％の染色体異常が生じている領域には未知の遺伝子が存在する可能性を示唆した[5]．近年は胎生期遺伝子変異で生じる伊藤白斑も報告されている[7]．

4. Pigmentary mosaicism と染色体異常，遺伝子変異

Pigmentary mosaicism は伊藤白斑を含有する概念であり，伊藤白斑と同様に染色体異常と胎生期遺伝子異常のモザイクで発症する．

近年，X 染色体上の生殖細胞系列の新たな遺伝子変異でも，X 染色体の不活性化により pigmentary mosaicism を生じることが示されている[8]．

Phylloid hypomelanosis は第 13 番染色体長腕染色体異常で生じる[9]．この領域には，複数の局所メラノブラスト遊走に関与する遺伝子と色素産生に関与する遺伝子が存在している．我々は，phylloid 分布が軽症の phylloid hypomelanosis 症例では，第 13 番染色体長腕染色体異常がこれまでの染色体異常よりも範囲が短く，1 つの局所メラノブラスト遊走に関与する遺伝子領域には染色体異常がないことを示した（図 5）[10]．

5. 伊藤白斑と mTOR

Mammalian target of rapamycin（mTOR）（ラパマイシン標的たんぱく質）は，様々な細胞内シグナル伝達に関与する．結節性硬化症は mTOR

の関与する細胞内シグナル異常で生じる遺伝性皮膚疾患で，葉状白斑や神経系症状などが生じる．mTOR に関連する染色体異常や遺伝子変異によるモザイクが皮膚に生じると，葉状白斑を反映した不完全脱色素斑や，Blaschko 線に沿う色調の低下した線状分布を生じると推測される．

Carmignac らは，71 例の神経系症状を伴う伊藤白斑症例において mTOR の遺伝子変異解析を実施し，15 例で遺伝子変異を同定した[7]．このように，伊藤白斑の一部の症例は mTOR の胎生期遺伝子異常で生じることが明らかとなってきた．

我々は，脱色素性母斑においても mTOR 経路の活性化により生じている症例があることを組織学的に示した[11]．

結節性硬化症マウスモデルを用いた解析で，mTOR 経路の活性化が小胞体・ミトコンドリアストレスとオートファジー障害で葉状白斑を誘発することが明らかとなった[12)13]．

治療法

伊藤白斑の診療では，随伴症状に対する治療，不完全脱色素斑に対する治療などからなる．

随伴症状が治療の主体となるため，必要に応じて小児科などの専門科と連携して診療する．

2015 年に Wataya-Kaneda らは，結節性硬化症の葉状白斑に対するラパマイシン外用が色調の回復に有用であることを示した[14]．結節性硬化症の葉状白斑は mTOR 経路の活性化で発症する．ラパマイシン外用が mTOR 経路活性化を伴う伊藤白斑や脱色素性母斑に対し有用か，今後の臨床研究が期待される．

さいごに

近年の遺伝学的，分子生物学的解析法の進展とともに，伊藤白斑の病態が明らかとなってきている．伊藤白斑は色素産生に関与する様々な遺伝子が染色体異常や遺伝子異常などにより発症する．そのため，病態は症例個別性が高く，症例ごとに的確な診療が求められる．不完全脱色素斑に対

し，一部の症例ではラパマイシンの有用性が示唆
されるようになってきた．今後も症例ごとに病態
を解明し，治療につなげていく必要がある．

文　献

1) 大磯直毅：脱色素性母斑と pigmentary mosa-icism の病態. *Aesthet Dermatol*, **22**：18-24, 2012.
2) 大磯直毅：【見てわかる小児の皮膚疾患】脱色素性母斑, 伊藤白斑. 小児科診療, **78**：1555-1558, 2015.
3) 大磯直毅：【知っておくべき・知っておきたい小児の皮膚疾患/症状】脱色素性母斑, 伊藤白斑. 小児科診療, **82**：1516-1520, 2019.
4) Ruiz-Maldonado R, Toussaint S, Tamayo L, et al：Hypomelanosis of Ito：diagnostic criteria and report of 41 cases. *Pediatr Dermatol*, **9**：1-10, 1992.
5) Taibjee SM, Bennett DC, Moss C：Abnormal pigmentation in hypomelanosis of Ito and pigmentary mosaicism：the role of pigmentary genes. *Br J Dermatol*, **151**：269-282, 2004.
6) Ruggieri M, Polizzi A, Schepis C, et al：Cutis tricolor：a literature review and report of five new cases. *Quant Imaging Med Surg*, **6**：525-534, 2016.
7) Carmignac V, Mignot C, Blanchard E, et al：Clinical spectrum of MTOR-related hypomelanosis of Ito with neurodevelopmental abnormalities. *Genet Med*, **23**：1484-1491, 2021.
8) Lehalle D, Vabres P, Sorlin A, et al：*De novo* mutations in the X-linked *TFE3* gene cause intellectual disability with pigmentary mosaicism and storage disorder-like features. *J Med Genet*, **57**：808-819, 2020.
9) Myers JN Jr, Davis L, Sheehan D, et al：Mosaic tetrasomy 13q and phylloid hypomelanosis：a case report and review of the literature. *Pediatr Dermatol*, **32**：263-266, 2015.
10) Oiso N, Sakai K, Nishio K, et al：Phylloid hypomelanosis associated with a mosaic trisomy 13 in the 13q31.3-qter region：atypical phylloid distribution and typical hypomelanosis. *Pigment Cell Melanoma Res*, **30**：269-272, 2017.
11) Oiso N, Yang L, Tsuruta D, et al：Nevus depigmentosus following the Blaschko lines with the robustly activated mTOR pathway. *J Eur Acad Dermatol Venereol*, **34**：e410-e412, 2020.
12) Yang F, Yang L, Wataya-Kaneda M, et al：Uncoupling of ER/Mitochondrial oxidative stress in mTORC1 hyperactivation-associated skin hypopigmentation. *J Invest Dermatol*, **138**：669-678, 2018.
13) Yang F, Yang L, Wataya-Kaneda M, et al：Dysregulation of autophagy in melanocytes contributes to hypopigmented macules in tuberous sclerosis complex. *J Dermatol Sci*, **89**：155-164, 2018.
14) Wataya-Kaneda M, Tanaka M, Yang L, et al：Clinical and histologic analysis of the efficacy of topical rapamycin therapy against hypomelanotic macules in tuberous sclerosis complex. *JAMA Dermatol*, **151**：722-730, 2015.

Monthly Book

Derma.

新刊

No.307

日常診療にこの1冊！
皮膚アレルギー診療のすべて

MB Derma. No. 307 2021 年 4 月増刊号
● 編集企画：森田 栄伸（島根大学教授）
● 定価 6,380 円（本体 5,800 円＋税）● B5 判 ● 242 ページ

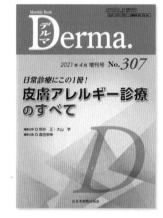

食物アレルギー、薬疹、接触皮膚炎、アトピー性皮膚炎、蕁麻疹
といったアレルギー性疾患の診療のポイントや新しい考え方を詳説。
プロアクティブ療法のコツやパッチテストの活用法、
薬剤リンパ球刺激試験の実際や学校生活管理指導表の書き方まで、
実地診療に役立つ内容が盛りだくさんの1冊です！

● CONTENTS

（株）全日本病院出版会　www.zenniti.com

〒 113-0033　東京都文京区本郷 3-16-4　　電話 (03) 5689-5989　　FAX (03) 5689-8030

MB Derma, 317 : 51-58, 2022.

◆特集／母斑・母斑症の診療 update─基礎から実践まで─

表皮母斑症候群・脂腺母斑症候群

久保亮治*

Key words：表皮母斑症候群(epidermal nevus syndrome)，脂腺母斑症候群(sebaceous nevus syndrome)，Schimmelpenning 症候群(Schimmelpenning syndrome)，PIK3CA 関連過成長スペクトラム(PIK3CA-related overgrowth spectrum)，モザイク(mosaicism)，接合後変異(post-zygotic mutation)

Abstract　母斑や母斑症の多くは，発生過程に生じた何らかの遺伝学的変化(突然変異や染色体異常など)に起因する．すなわち，発生過程の胚において，1つの細胞に接合後変異が生じ，その接合後変異を持った細胞が分裂増殖し，体の一部分に分布することによって発症する．このような，1つの個体の中に遺伝学的に異なる2種類の細胞が存在している状態を，モザイクと呼ぶ．表皮母斑，脂腺母斑，面皰母斑などは，特定の遺伝子に接合後変異を持つケラチノサイトが作り出す母斑である．一方，同じ接合後変異を持った細胞が，神経系など他の組織にも分布していた場合は，皮膚以外の臓器の症状を合併する．この場合は，表皮母斑・脂腺母斑と神経症状などの他の臓器の症状を合併する，表皮母斑症候群・脂腺母斑症候群となる．

モザイク疾患の分布パターン

生まれつき存在する皮膚の痣や母斑の多くは，発生過程における突然変異に起因すると考えられる．このような，接合子(受精卵)には存在せず，その後の発生過程において生じた遺伝学的変化を，接合後変異(post-zygotic mutation)と総称する．発生途中で1つの細胞に何らかの突然変異(点突然変異，数塩基の欠失や挿入，染色体の一部欠損など)が生じ，その細胞が分裂，増殖して体の表面のある部分を占拠すると，どのような細胞がどのような変異を持っているかに応じて，変異を持った細胞が作り出す皮膚症状が生じる．このような，1つの個体の中に遺伝的に異なる2種類の細胞が存在している状態を，遺伝的モザイクと呼ぶ．皮膚に現れるモザイク疾患の症状分布パターンは，どの細胞が症状を作っているかによって異

なる．代表的な例として，変異を持った表皮細胞が作り出すパターンである Blaschko 線に沿った分布や，変異を持ったメラノサイトが作り出すパターンであるチェッカーボードパターンが挙げられる(図1)[1]．

表皮母斑・脂腺母斑・面皰母斑

接合後変異により，Blaschko 線に沿った模様を呈する疾患の代表例としては，列序性表皮母斑や脂腺母斑，面皰母斑がある．いずれも，原因となる接合後遺伝子変異を持つケラチノサイトが母斑を形成する疾患である．表皮母斑は大きく2種類に分けられる．表皮顆粒層に発現するケラチンの変異によって生じる，病理学的に顆粒変性を伴うタイプの表皮母斑と，RAS/MAPK シグナル伝達経路の遺伝子変異により疣状の表皮過形成を生じるタイプの表皮母斑である(図2)．

1. 表皮融解性魚鱗癬のモザイクによる列序性表皮母斑

KRT1 や *KRT10* の変異が，接合後変異として

* Akiharu KUBO，〒650-0017　神戸市中央区楠町 7-5-1　神戸大学大学院医学研究科内科系講座皮膚科学分野，教授

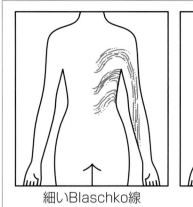
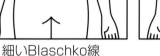
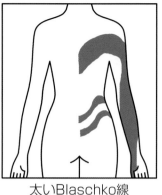
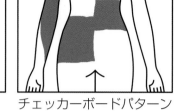

細いBlaschko線　　　太いBlaschko線　　　チェッカーボードパターン

図 1. 皮膚のモザイクのパターン
表皮ケラチノサイトが原因となる体細胞変異を持つ場合は，Blaschko線に沿った模様となる．変異が
細胞の増殖や生存に与える影響によって，細い Blaschko 線や，太くて途切れない Blaschko 線となる．
一方，メラノサイトが原因となる体細胞変異を持つ場合は，チェッカーボードパターンとなる．

生じた場合，その変異を持つ表皮細胞は，Blaschko 線に沿って分布し，そこに表皮母斑が生じる．生検すると，顆粒変性と過角化が観察される．顆粒層の細胞の細胞骨格が脆弱であるため，掻破すると水疱や浅いびらんを生じることがあり，瘙痒や紅斑を伴うことも多い．そのため，炎症性線状疣贅状表皮母斑(inflammatory linear verrucous epidermal nevus；ILVEN)と，間違って診断されていることがしばしばある．ILVEN の病理では顆粒変性はみられないので，生検すれば鑑別可能である．ILVEN については後述する．なお，*KRT1* や *KRT10* の同じ変異を受精卵のときから持っていた場合は，全身の皮膚において症状が生じ，表皮融解性魚鱗癬(以前は水疱性魚鱗癬様紅皮症と呼ばれていた)となる．

2．RAS/MAPK シグナル伝達経路の遺伝子変異による列序性表皮母斑／脂腺母斑

RAS/MAPK シグナル伝達経路の遺伝子(例：*HRAS*, *KRAS*, *NRAS*, *FGFR2*, *FGFR3* など)の変異が胚発生中に生じた場合は，病理学的に疣状の表皮肥厚を示す表皮母斑が Blaschko 線に沿って生じる[2]．RAS/MAPK シグナル伝達経路の遺伝子変異による母斑では，変異遺伝子によっても，変異の種類によっても，表現型が少しずつ異なる．カリフラワー様の疣状増殖を示すものから，つるっとした外観を示すものまで様々である．興味深いことに，全く同じ遺伝子変異であっても，皮膚の部位によって全く異なる表現型となることがある．例えば HRAS の p.G13R 変異は，体幹では表皮母斑を引き起こすが，頭部では脂腺母斑を引き起こす．一方，同じ HRAS の p.G12S 変異では，体幹では表皮母斑，頭部では woolly hair nevus となり，脂腺母斑は生じない[3)4)]．遺伝子変異を持つ表皮細胞と，真皮の間葉系細胞(遺伝子変異は持たない)との相互作用によって，脂腺に分化するか，縮毛を呈するか，といった異なる付属器の表現型が作られると考えられるが，詳しい分子メカニズムはいまだ不明である．

3．PI3K/Akt/mTOR シグナル伝達経路の遺伝子変異による列序性表皮母斑

PI3K/Akt/mTOR シグナル伝達経路では，*PIK3CA*(PI3K の p110α サブユニットをコードする遺伝子)の変異による表皮母斑が知られている．*PIK3CA* は，後述する PROS(PIK3CA-related overgrowth syndrome：PIK3CA 関連過成長症候群)の原因遺伝子として知られており，PROS の症状の1つとして表皮母斑が挙げられる．

4．表皮母斑・脂腺母斑における発がんリスク

ケラチン変異による表皮母斑では，発がんリスクをケアする必要はないと考えられる．すなわち，病理診断を行い，顆粒変性が認められれば，発がんリスクの心配のないケラチン変異による表

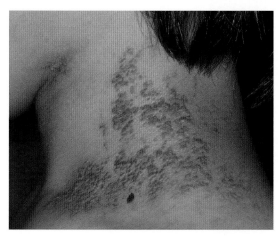
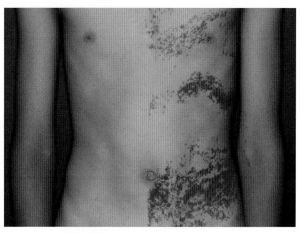

ケラチン遺伝子変異によるもの
KRT1, KRT10

がん関連遺伝子変異によるもの
HRAS, KRAS, PIK3CA, FGFR3, FGFR2

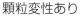
顆粒変性あり

顆粒変性なし

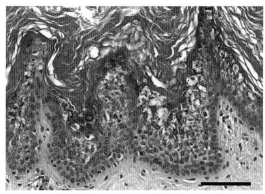
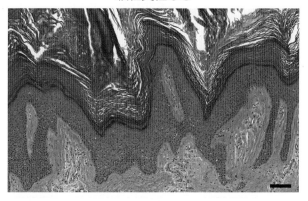

図 2. 表皮母斑

表皮母斑は大きく，ケラチン遺伝子の変異によるものと，がんに関連する遺伝子の変異によるものに分けることができる．

皮母斑であると言うことができる．一方，RAS/MAPK シグナル伝達経路の遺伝子変異による表皮母斑，脂腺母斑においては，母斑からの皮膚がんの発生リスクと，同じ変異を持つ細胞が内臓にも分布していた場合に生じる内臓腫瘍の発生リスクについて，ケアしなければならない．母斑部には RAS などのがん遺伝子に元々 1 つ変異が入っているため，何らかの突然変異がさらに加わった細胞から腫瘍が発生し得る．これまでも臨床的に，脂腺母斑からの腫瘍発生はよく知られていたが，背景にある遺伝子変異がわかってきたことで，腫瘍発生のメカニズムも少しずつ明らかになってきている．もう 1 つ注意するべき点は，内臓からの腫瘍発生である．原因となる接合後変異が発生段階の初期に生じていた場合，皮膚に表皮母斑を生じるだけでなく，同じ変異を持つ細胞が内臓にも分布し，そこから腫瘍が発生する可能性がある．例えば，HRAS の p.G12S 変異では，同変異を全身に持つ先天性疾患（Costello 症候群）において尿路系のがんの発生率が高いことが知られており，実際に HRAS の p.G12S 変異による表皮母斑の症例で，尿路系の上皮細胞も同変異のモザイクになっていたため，そこから尿路上皮がんが発生した症例が報告されている[5]．このような症例では，定期的な尿細胞診などの発がんスクリーニングを考慮する必要がある．

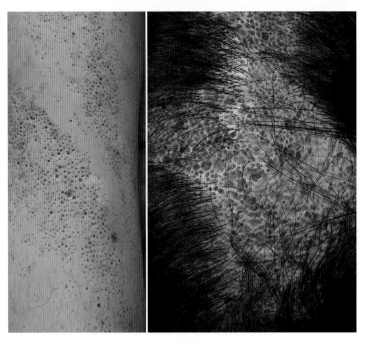

図 3.
面皰母斑
体幹では Blaschko 線に沿って面皰が多
発する．頭部にできた場合は丘疹状の皮
疹となり疎毛を伴う．

5. 面皰母斑

特殊な母斑として面皰母斑が知られている．母
斑の分布範囲に面皰の集簇を認めるのが特徴であ
る．頭部に生じると，病変範囲に乏毛を呈する．
最近になって，面皰母斑の原因として NEK9 の接
合後変異が報告された[6]．すなわち，NEK9 に病
原性変異を持つケラチノサイトが Blaschko 線に
沿って分布し，症状を形成したものが面皰母斑で
あると言うことができる（図3）．

6. ILVEN

Blaschko 線に沿って生じ，強い炎症と痒みを伴
う特殊な表皮母斑として ILVEN がある．病理学
的には，顆粒変性を伴わないこと，疣状の表皮増
殖と過角化，真皮浅層の著明な細胞浸潤と基底層
の液状変性が特徴的である．ILVEN の原因遺伝
子は長らく不明であったが，我々は 2016 年に，
erythrokeratodermia variabilis et progressiva を
引き起こす GJA1 の接合後変異を ILVEN におい
て同定した[7]．すなわち，erythrokeratodermia
variabilis et progressiva を引き起こすような gap
junction 蛋白の変異が発生過程において生じ，そ
の変異を持つ表皮細胞が Blaschko 線に沿って分
布することによって，この症例では ILVEN の臨
床像が生じたと考えられた（図4）．苔癬型の免疫

反応を伴う様々な先天性炎症性角化症の原因遺伝
子変異がモザイクで生じれば，同様の組織所見を
伴う ILVEN の臨床像をとると予想される．今後
の症例蓄積が待たれる．

2種類以上の母斑を合併する仕組みと
症候群を呈する仕組み

接合後に生じた遺伝子変異を持つケラチノサイ
トが作り出す皮膚症状の代表的なものが，上述し
た表皮母斑，脂腺母斑，面皰母斑などの表皮系の
母斑である．皮膚において，ケラチノサイト以外
の細胞にも同じ遺伝子変異を持つ細胞がある場合
（例えばメラノサイトが同じ遺伝子変異を持ち，
母斑細胞性母斑を形成した場合），2種類の母斑が
皮膚の異なる部位に分布する状態（phakomatosis
と呼ばれる）になる．一方，同じ遺伝子変異を持つ
細胞が表皮以外の臓器にも分布し，何らかの症状
を作り出した場合，多臓器に病変を生じる「症候
群」となる．まず，どのような仕組みで，単に母斑
だけでおさまるのか，症候群を呈するようになる
のか，その違いを生み出す原理について考えてみ
たい．

我々の身体は，受精卵という1つの細胞から形
成される．卵割により，1つの細胞は2つになり，

4つになり、8つになる。このあたりまでは、すべての細胞が等価であり、多能性を持っている。例えば着床前診断のために、8細胞期の胚から1つの細胞を取り除いても、残りの7つの細胞からヒトは発生することが可能である。例えば8細胞期に、8つの細胞の1つで何らかの突然変異が生じたとしたら、どうなるだろうか？　その細胞からは外胚葉、中胚葉、内胚葉、すべての胚葉に属する細胞が生まれることは自明である。すなわち、その突然変異を持つ細胞は、多能性を維持したまま分裂、増殖し、2つ、4つ、8つと増えていき、ある数の細胞集団となり、ある一部は外胚葉に、ある一部は中胚葉に、ある一部は内胚葉に分化して、それぞれ臓器のある一部分に分布することになる。それぞれの細胞が症状を作り出せば、複数の臓器において症状が現れる、「症候群」となる（図5）。

　一方、もっと発生の後期になって、例えば既に多能性を失ってケラチノサイトに分化することが運命づけられた細胞において、遺伝子変異が生じた場合を考えてみよう。この場合、変異を持つ細胞が分裂して2つになり4つになりと、増殖するが、増殖した細胞はすべてケラチノサイトである。そしてこの変異ケラチノサイトが、Blaschko線に沿って遊走し、Blaschko線に沿って分布する変異細胞のコロニーを作り出す。この場合、皮膚には症状が現れるが、同じ遺伝子変異を持つ細胞は内臓には分布していないため、内臓には症状は現れない。すなわち皮膚症状だけのモザイク疾患となり、「症候群」とはならないわけである（図5）。

　しかし、実際には、このように厳密に区別することは難しいと考えられる。変異を持った細胞が内臓に分布していても、その細胞数が少なければ、症状として気付かれることはなく、「症候群」ではなく母斑のみが診断されるであろう。神経症状の合併については、神経細胞を検体として得ることが難しいため、厳密に遺伝学的検査によって、同一の遺伝子変異が原因となって起こっている症状であるかを検定することも難しい。あくま

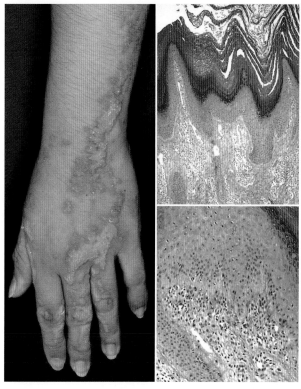

図4. ILVEN
GJA1 の体細胞変異による ILVEN の例（文献7より）

でも便宜的な分類であることを心に留め、疾患の形成原理から、これらの疾患を理解していただければ幸いである。

2種類の異なる母斑の組み合わせ

1．Phakomatosis pigmentokeratotica

　脂腺母斑と色素性母斑との組み合わせとして、phakomatosis pigmentokeratotica が知られている（図6）。例えば、発生過程において、ケラチノサイトにもメラノサイトにも分化することが可能な多能性を持った細胞に *HRAS* の突然変異が生じ[8]、その細胞が分裂、増殖して細胞集団を作り、その一部がケラチノサイトに分化して Blaschko線に沿った分布パターンで脂腺母斑を形成し、別の一部はメラノサイトに分化してチェッカーボード分布パターンで母斑細胞性母斑を形成すると、脂腺母斑と色素性母斑とがそれぞれ独立に分布する phakomatosis pigmentokeratotica の臨床像となる。

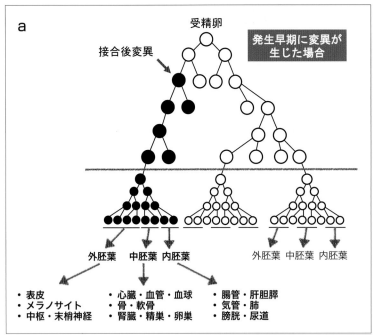

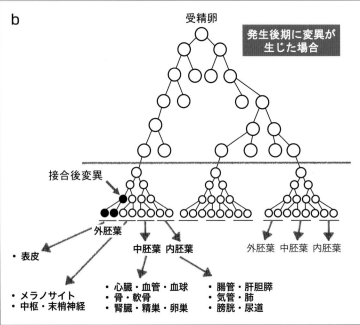

図 5.
接合後変異の生じたタイミングと発生
　a：接合後変異が発生のごく初期に，多能性を持った細胞に生じた場合は，変異細胞は多能性を保持したまま分裂，増殖し，ある細胞集団を形成する．その細胞集団から，外胚葉，中胚葉，内胚葉のすべてに分化することにより，全身の様々な組織が変異細胞をモザイクで持つことになり，それぞれで表現型を生じることで症候群となる．
　b：一方，発生の後期に接合後変異が生じた場合は，例えばケラチノサイトになることが既に運命づけられた細胞に変異が生じると，表皮にのみ表現型が現れる．

症候群：母斑と他臓器症状の組み合わせ

1. PROS(PIK3CA-related overgrowth spectrum)

　PIK3CA の接合後変異モザイクが多臓器にわたった場合，変異ケラチノサイトによって生じる列序性表皮母斑に加えて，結合織や脂肪織の過形成，血管やリンパ管の形成異常，巨大脳症などの様々な組織の過成長が，患者ごとに様々な組み合わせとなって現れる．これらの疾患群を総称して，PROS と呼ばれるようになってきた．CLOVES 症候群(congenital lipomatous overgrowth, vascular malformations, epidermal nevi, scoliosis/skeletal and spinal syndrome)なども含む大きな概念として PROS がある．

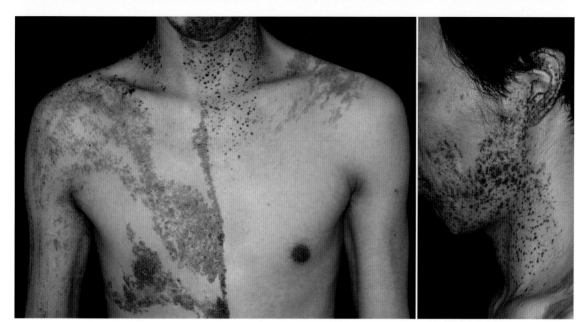

図 6. Phakomatosis pigmentokeratotica
Blaschko 線に沿って分布する脂腺母斑と，チェッカーボードパターンの分布を示す
母斑細胞性母斑がみられる．（文献 8 より）

2．表皮母斑症候群・脂腺母斑症候群・Schimmelpenning 症候群

　表皮母斑や脂腺母斑に中枢神経系，骨格系の異常を合併するものは，表皮母斑症候群，脂腺母斑症候群と呼ばれてきた．ケラチン変異による表皮母斑（病理で顆粒変性を伴うもの）では，症候群をきたすことはない．なぜなら，病理で顆粒変性を呈する表皮母斑は KRT1 または KRT10 の接合後変異により生じるが，いずれのケラチン遺伝子も，骨格や脳神経系では発現していないからである．たとえ KRT1 や KRT10 に変異を持つ細胞が骨格系や脳神経系に分布していたとしても，正常な発生に影響することはない．すなわち，病理で顆粒変性を呈する表皮母斑を持つ患者に，中枢神経系，骨格系の異常を伴った場合は，それぞれ独立に生じた病変として考える必要がある．

　一方，表皮母斑・脂腺母斑の原因となる RAS/MAPK シグナル伝達経路の遺伝子変異を持つ細胞が，中枢神経系や骨格系に分布した場合，中枢神経系や骨格系の異常をきたす原因となる．例えば，FGFR3 は表皮母斑の代表的な原因遺伝子であるが，優性（顕性）遺伝性の軟骨無形成症の原因遺伝子でもあり，その変異が骨形成に影響するこ

とは想像に難くない．表皮母斑症候群・脂腺母斑症候群では，過誤腫を形成するような，細胞増殖の過剰による症状が現れる．中枢神経系では，脳腫瘍，片側巨脳症，脳室拡大といったもので，結果的に痙攣発作，知的障害といった神経学的症候をきたす．骨格系では，骨異形成，低形成，側彎といった異常をきたす．診断は，皮膚の病理検査と遺伝学的解析，皮膚外症状の画像診断などから総合的に下すべきである．また，原因となる遺伝学的変化から，将来の発がんリスクを考え，特に内臓にも母斑と同一の変異を持つ細胞が分布していることが予想される症例では，内臓からの発がんリスクにも注意してフォローする必要がある．

文　献

1) Biesecker LG, Spinner NB：A genomic view of mosaicism and human disease. *Nat Rev Genet*, **14**：307-320, 2013.

2) Hafner C, Groesser L：Mosaic RASopathies. *Cell Cycle*, **12**：43-50, 2013.

3) Levinsohn JL, Teng J, Craiglow BG, et al：Somatic HRAS p.G12S mutation causes woolly hair and epidermal nevi. *J Invest Dermatol*, **134**：

1149-1152, 2014.

4) Levinsohn JL, Tian LC, Boyden LM, et al : Whole-exome sequencing reveals somatic mutations in HRAS and KRAS, which cause nevus sebaceus. *J Invest Dermatol*, **133** : 827-830, 2013.

5) Hafner C, Toll A, Real FX : HRAS mutation mosaicism causing urothelial cancer and epidermal nevus. *N Engl J Med*, **365** : 1940-1942, 2011.

6) Levinsohn JL, Sugarman JL, Yale Center for Mendelian G, et al : Somatic Mutations in NEK9 Cause Nevus Comedonicus. *Am J Hum Genet*, **98** : 1030-1037, 2016.

7) Umegaki-Arao N, Sasaki T, Fujita H, et al : Inflammatory linear verrucous epidermal nevus with a postzygotic GJA1 mutation is a mosaic erythrokeratodermia variabilis et progressiva. *J Invest Dermatol*, **137** : 967-970, 2017.

8) Kubo A, Yamada D : Phakomatosis Pigmentokeratotica. *N Engl J Med*, **381** : 1458, 2019.

MB Derma, 317：59-64, 2022.

◆特集／母斑・母斑症の診療 update―基礎から実践まで―

Osler 病（遺伝性出血性末梢血管拡張症），cutis marmorata telangiectatica congenita

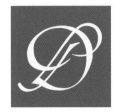

巽　浩一郎*

Key words：末梢血管拡張(telangiectasia)，遺伝子診断(genetic diagnosis)，反復性鼻出血(recurrent epistaxis)，動静脈奇形(arteriovenous malformation)，TGF-β シグナル伝達(transforming growth factor-β signaling)

Abstract　Osler病(HHT)は遺伝疫学研究からは 5,000～8,000 人に 1 人とされている．この数字が正しければ，HHT と診断されておらず適切な治療を受けていない患者が相当数隠れているはずである．Curaçao 臨床診断基準のなかに皮膚・粘膜の末梢血管拡張があるが，これのみでは診断困難である．HHT は臨床病型に分けて病態分類されている．皮膚粘膜の末梢血管拡張に関して，鼻粘膜・口腔粘膜では HHT1, HHT2 ともそれぞれ高率に認められ，皮膚の血管拡張は HHT2 での頻度が高い．末梢血管拡張は年齢とともに増加するが，鼻腔粘膜は特に脆弱なために鼻出血は 20 歳までに約 80% が発症する．TGF-β シグナル伝達系の遺伝子異常が存在する遺伝子病であるが，2021 年時点では皮膚・粘膜症状に対しては対症療法が行われている．

はじめに

Osler 病（遺伝性出血性末梢血管拡張症：hereditary hemorrhagic telangiectasia；HHT）は，その症例報告者である 3 名の名前から Rendu-Osler-Weber 病と呼ばれていた．Osler の報告が本症を独立した疾患概念として確立した文献として最も重視されるために（*Bull Johns Hopkins Hosp*, **7**：333-337, 1901. において，反復性鼻出血，顔面・頬部・鼻・口唇および舌粘膜の末梢血管拡張，剖検所見で胃粘膜の末梢血管拡張を報告，末梢血管異常が内臓に存在することを初めて記載した），単に Osler 病と呼ばれることになったようである．William Osler 氏（1849～1919 年，カナダ，オンタリオ州生まれ）は，彼が生きた時代の医学と文化を基盤とした多くの名言を残しており，その普遍性は現代医学・医療にも当てはまっている．筆者の好きな格言を 1 つ記載する．

* Koichiro TATSUMI, 〒260-8673 千葉市中央区亥鼻 1-8-1　千葉大学真菌医学研究センター呼吸器生体制御解析プロジェクト，特任教授

「The practice of medicine is an art, based on science（医学の実践である医療は科学に基づいた芸術である）」

従来，Osler 病は欧米に多く，本邦では極めて稀な疾患と考えられてきたが，日本においても稀ならず存在することが明らかになってきている．Osler 病の診断に関しては国際的な診断基準が確立されている．また，Osler 病の予後を規定するのは合併症の併発と続発する感染症であるが，近年ほとんどの合併症は治療が可能になっている．

Osler 病の疫学

欧米における遺伝疫学調査では，10,000 人に 1 人と報告されている．日本の疫学としては，秋田県における遺伝疫学的な調査により，その有病率は 5,000～8,000 人に 1 人と報告されている[1]．日本全体における正確な疫学データはない．

多臓器疾患としての Osler 病

Osler 病は，反復する鼻出血，皮膚粘膜の末梢血管拡張，内臓病変（動静脈奇形），常染色体顕性

表 1. HHT 罹患臓器, 病型, 部位, 診断方法および対処方法の概略（文献 2 より引用改変）

罹患臓器	病　型	部　位	診断方法	対処方法
鼻	末梢血管拡張	鼻粘膜	鼻出血	パッキング
皮　膚	末梢血管拡張	唇，舌，指先など	出血（軽度）	局所治療
肺	動静脈瘻	多発の可能性あり	HRCT	塞栓術
中枢神経系	動静脈瘻	中枢神経系，脊髄	MR, MRA	塞栓術，手術
胃　腸	末梢血管拡張 動静脈瘻 angiodysplasia	胃，十二指腸，小腸，大腸，肝臓	内視鏡，血管造影，CT	光凝固，輸血

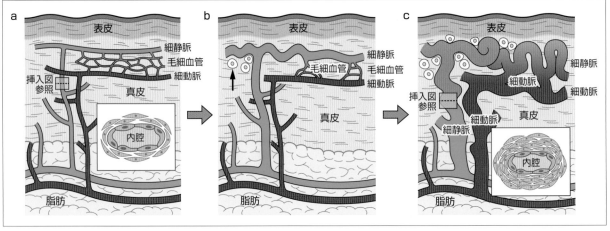

図 1. Osler 病における皮膚末梢血管拡張病変成立過程（文献 2 を参考に作成）

（優性）遺伝を 4 徴候とする全身性血管疾患である．Osler 病は，末梢血管拡張あるいはその部位からの出血が種々の臓器に出現する多臓器疾患（multi-organ system disease）（血管構造形成異常）であるために臨床症状が極めて多岐にわたり，患者は内科（呼吸器内科，消化器内科，循環器内科）のみならず，脳神経外科，耳鼻咽喉科，小児科，皮膚科，歯科など極めて多くの診療科を初診する（表 1）．表 1 に代表的な罹患臓器と病型を示す[2]．そのなかで何らかの臨床徴候が出現している部位では，血管内皮細胞の機能的・構造的異常が生じていると推定される．血管内皮細胞は臓器・部位によりその生物学的特性が異なっており，周囲組織との関係もあり，形態学的には毛細血管拡張から始まるが，動静脈瘻にまで至るのが肺と中枢神経系と考えられる．

HHT における皮膚粘膜病変の形成

正常の皮膚では（図 1-a），真皮層の細動脈と細静脈は網目状の毛細血管で連結している．細動脈，細静脈は真皮と脂肪組織のより太めの動脈と静脈から分岐している．正常の後毛細血管構造は血管内腔を内皮細胞と 2〜3 層の pericyte が囲んでいる．毛細血管拡張の初期病変（図 1-b）では，静脈拡張が生じるが，まだ一部の毛細血管とは連結している．血管周囲リンパ球浸潤などの血管周囲炎症が生じている．毛細血管拡張の成立病変（図 1-c）では静脈およびその枝では明らかな拡張，静脈延長が真皮内で起こる．動脈も拡張して毛細血管を介さずに直接動静脈が連結する．血管周囲の炎症細胞浸潤を認め，血管内腔からの圧力が強まった静脈はかなりの平滑筋層に囲まれる[2]．

完成された HHT 皮膚病変では，病理組織学的に真皮内に一層の内皮細胞に囲まれた血管が多数不規則に拡張している．神経に沿って蛇行しながら上昇した動脈が，真皮浅層で著明に拡張した一層の薄い壁を持つ管腔に注ぎ込み，この移行部にはグロムス細胞もみられ動静脈吻合と考えられ

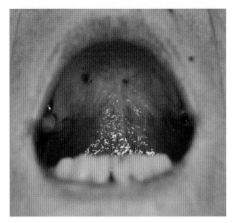

図 2. Osler 病口腔内病変
（千葉大学医学部皮膚科提供）

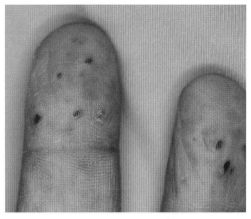

図 3. Osler 病手指病変
（千葉大学医学部皮膚科提供）

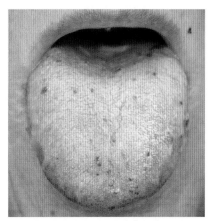

図 4. Osler 病舌病変
（千葉大学医学部皮膚科提供）

る．血管拡張とその脆弱性の成因は明らかではない．毛細血管拡張は単なる血管拡張ではなく，グロムス様構造を有する先天的な血管形成異常であり，次第に毛細血管網の破壊を繰り返して毛細血管拡張が生じているという説がある[3]．

末梢血管拡張症は臨床診断基準のなかに入っている．末梢血管拡張は様々な皮膚病変に伴う所見であるため，これのみで他の皮膚病との鑑別は困難とされている．顔面，口唇，口蓋，舌，耳，眼瞼結膜，四肢，手指など，全身の皮膚・粘膜に毛細血管と細静脈が拡張した赤色～暗紫色の1～4 mm くらいの斑点が出現し，血管壁が脆弱になっているため容易に出血する（図2～4）．毛細血管の拡張形態は，① 点状，② vascular spider 様，③ 網状に分類される．点状が最も多く鮮紅色ないしは暗紅色の円形または不正多角形の点状毛細血管拡張，隆起するものもしないものもある．網状と言っても交叉する血管はなく分岐する程度である[4]．

血尿を認めた場合には膀胱粘膜からの出血の可能性もある．診断に際して年齢の要素があり，小児期では皮膚・粘膜病変の発生は少なく30歳代で顕著になる．中年期以降に初めて出現することもある．

Osler 病の血管異常

HHT は組織学的に血管リモデリングによる末梢血管拡張を呈している．最初は毛細血管の静脈側が局所的に拡張をきたす．この拡張した静脈の内腔に沿って pericyte を認め，拡張血管周囲にはリンパ球浸潤を伴う．さらに拡張が進行すると，静脈は著しく怒張・拡張して伸びていく．次いで，これに連続している近位動脈にも拡張変化を認め，その動脈は次第に厚みが扁平化して静脈様に変化する．拡張した静脈は直接動脈圧を受けるために，扁平であった静脈平滑筋は重層化して，一見動脈に類似した構造を示す．静脈には弾性線維は存在しないが，動脈には層構造は扁平化しているが弾性線維は存在する．延長蛇行した動脈/静脈は血管の塊を形成し，弾性線維が一部欠損した状態を認め，直接動脈からの圧力負荷が加わり続けると破裂して出血する危険性が高くなる．このような機序で末梢血管の拡張症が形成され，これに引き続き動静脈の短絡の結果，臓器特異的な状態が形成される[5]．

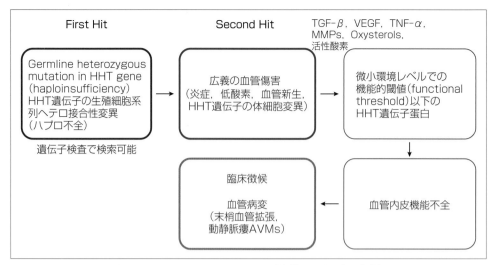

図 5. HHT の second hit theory（文献 3 より引用改変）

表 2. Osler 病の臨床診断基準（Curaçao 基準）（文献 7 より引用改変）

1) 鼻出血	自然（特に誘因なし）かつ反復性
2) 末梢血管拡張	多発性，特徴的部位；口唇，口腔，手指，鼻
3) 内臓病変	消化管末梢血管拡張，肺 AVM，肝 AVM，脳 AVM，脊髄 AVM
4) 家族歴	診断基準を満たす Osler 病 1 親等の血縁者の存在
	AVM：arteriovenous malformation（動静脈奇形）
確実	3 項目以上の所見が存在する場合
疑い	2 項目の所見が存在する場合
可能性は低い	所見が 1 項目しか存在しない場合

Osler 病の second hit theory

Osler 病の遺伝子異常は germline mutation であるので，全身すべての細胞が有しているはずである．しかし HHT 遺伝子異常（first hit）はハプロ不全（haploinsufficiency）であり，接合体の持つ一対の遺伝子のうちの 1 つに変異が起こっても，残った野生型遺伝子からつくられる蛋白質で不足分をまかなえているはずである．そのため発症には second hit が必要になるはずである．末梢血管レベルでの広義の血管傷害に炎症，低酸素，血管新生，HHT 遺伝子の体細胞変異などによる second hit が加わると，局所血管微小環境レベルで機能的閾値（functional threshold）以下の HHT 遺伝子蛋白産生が起こると推定される．血管内皮細胞でのそのような変化は血管内皮機能不全につながり，最終的には血管病変形成が生じると推論されている[6]（図 5）.

Osler 病の臨床診断基準

「確実」「疑い」「可能性は低い」に分けて臨床診断されている（表 2）.

Osler 病の鑑別診断

Osler 病とは関係しない肺，脳，肝臓，胃腸，脊髄などの動静脈奇形との鑑別が必要である．家族歴の聴取が重要であり，Osler 病診断基準を満たす疑いのある 1 親等の血縁者の存在があれば，遺伝子診断を考慮する必要がある.

Osler 病の遺伝子異常

Osler 病は，常染色体顕性（優性）遺伝形式をとる遺伝性疾患であり，男女に関係なく 50％の確率で子どもに伝達され，ヘテロ変異で発症する．新規の突然変異（de novo 変異）もみられるが，ほとんどの症例は親からの変異を受け継いでいる．遺伝的浸透率や重症度は家系毎に異なるが，反復性鼻出血を含めると，遺伝子変異が伝達された場合

の最終的な遺伝的浸透率は95％以上とされる.

現在まで, *ENG*(Endoglin), *ACVRL-1*(Activin A receptor like kinase 1：ALK-1), *SMAD4*(SMAD4)の3遺伝子が原因遺伝子として同定され(斜体は遺伝子名, 括弧内は蛋白名), それ以外にも2か所の遺伝子座の関与が示されている. これらは, いずれも transforming growth factor (TGF)-β シグナル伝達系に関わる遺伝子であり, TGF-β シグナル伝達系制御異常が HHT の発症に大きく関わることが明らかになっている(図6).

Osler 病の臨床病型と遺伝子型[1]5)6)

HHT の臨床病型としては, 現在 HHT1～4のほか, 若年性大腸ポリポーシスを伴う JP-HHT の5型が知られている. その原因遺伝子は, HHT1 が *ENG* 遺伝子, HHT2 が *ACVRL-1*(*ALK-1*), JP-HHT が *SMAD4* である. TGF-β 受容体である Endoglin 変異が HHT1, TGF-β I 型受容体である ALK-1(*ACVRL-1*)変異が HHT2 になる. 細胞内伝達物質である *SMAD4* の異常は JP-HHT になる. JP-HHT は HHT 全体の2％程度と報告されている. Endoglin と ALK-1 は主に血管内皮細胞で発現しているため, HHT の遺伝子異常は血管内皮細胞を中心に考えられている.

TGF-β は血管内皮細胞に対して増殖抑制と血管新生という一見相反する機能を有している. 正常な血管内皮細胞と病態下での血管内皮細胞では異なる反応を示す可能性がある. BMP9 および TGF-β ファミリーの他のリガンドは複合内皮細胞受容体(I 型受容体である ALK1, II 型受容体, 補助的な受容体である Endoglin)に結合する. リガンドと R-I と R-II への異なる結合がその後のシグナル伝達に影響している. リガンド結合後の R-II の活性化は ALK-1(R-I)をリン酸化し, 細胞内蛋白 R-Smad(Smad1/5/8)をリン酸化することで細胞内シグナル伝達が促進される. R-Smad は Co-Smad である Smad4 とともに核内に移動して遺伝子発現を制御する. BMP9(*GDF2*)はリガンドである TGF-β family のメンバーであるが, Endoglin および ALK-1 に結合し得る. この

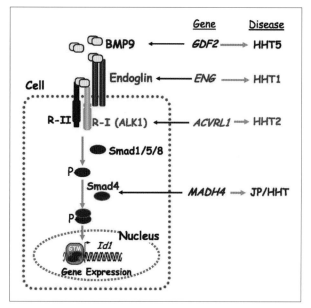

図 6. 血管内皮細胞における HHT 遺伝子異常と
TGF-β シグナル伝達系(文献3より引用)

BMP9(*GDF2*)の異常が HHT5 variant と命名されている.

遺伝子型(genotype)と臨床病型(phenotype)に関しては, HHT1 と HHT2 が詳細に検討されている. HHT 患者の80％で *ENG* ないしは *ALK1* 異常を認めるためである. 動静脈奇形(AVM)の頻度は肺 AVM(PAVM), 脳 AVM(CAVM)が HHT1 で高く, 一方, 肝 AVM(HAVM)は HHT2 に高率に存在する. 皮膚粘膜の末梢血管拡張については, 鼻粘膜, 口腔粘膜では HHT1, HHT2 ともそれぞれ90％, 80％にみられ両遺伝子型間の差はないが, 皮膚の血管拡張は HHT2 での頻度が高い. 末梢血管拡張は年齢とともに増加するが, 鼻腔粘膜は特に脆弱なために鼻出血は早期から出現し20歳までに約80％が発症する.

日本の報告では, HHT の表現型に関して, HHT1 が HHT2 に比較して多く, PAVM, CAVM の合併頻度は HHT1 で高く, 一方, HAVM は HHT2 に高く, これは欧米における合併頻度と同様である. 遺伝子型別における症状発現の年齢は, 鼻・口腔粘膜では HHT1, HHT2 とも若年からみられるが, HHT1 でより若年層から出現する. 性差については HHT1, HHT2 ともに内臓の AVM が女性に多く, 皮膚粘膜血管拡張には明らかな差はみられない.

Osler 病の症状

Osler 病は，末梢血管拡張あるいはその部位からの出血が種々の臓器に出現する多臓器疾患であるために臨床症状が極めて多岐にわたる．

本症の 90％以上が鼻出血で発症するために，初発症状としては鼻出血が最も多く，消化管出血，腹痛，口腔内出血，皮膚の末梢血管拡張がそれに次いで多くみられる．PAVM が胸部異常陰影として気づかれることもある．また，2 つ以上の症状を同時に訴えることもしばしばみられる．PAVM を介した奇異性塞栓や CAVM による一過性の痙攣，頭痛，めまい，あるいは脳卒中発作などの中枢神経症状を初発症状とすることもある．

Osler 病の治療法

鼻出血や口腔粘膜の出血には，血管収縮薬や止血薬を含ませたスポンゼル®の圧迫や軟膏治療が行われる．さらに鼻腔内の末梢血管拡張に対して，レーザーなどによる粘膜焼灼術が行われ，重症例に対しては鼻粘膜皮膚置換術が行われる．

PAVM 自体は常に破裂の危険があり，奇異性塞栓症の予防，低酸素血症の改善の目的で，PAVM に対して経カテーテル塞栓術などが行われる．PAVM の流入血管径は 3 mm 以上が塞栓術の適応である．血管塞栓術に際しては，HHT 合併 PAVM の約 60％が多発性であることには留意する必要がある．

CAVM に関しては，症候性の場合，あるいは大きさが 1〜3 cm の場合に，外科的治療，血管内治療，定位放射線療法を組み合わせた集学的治療が行われる．無症状の微小 AVM は，経過観察されることが多い．

消化管出血などによる低色素性貧血に対しては急速大量の出血が続いているのでなければ通常鉄剤投与のみでよい．重症の消化管出血に対し内視鏡的レーザー治療（アルゴンプラズマ凝固療法）が行われる．

HAVM の塞栓術療法はときに致死的となるために，現在のところ本治療法は積極的には行われない．肝不全をきたした場合は内科的に治療が行われ，肝障害が重度になった場合には肝移植が考慮される．

Osler 病の予後

HHT による死亡率は 2〜4％と報告されている．日本においては，死因として，脳膿瘍，敗血症，肝性脳症が報告されている．本症においては，血管内塞栓術，レーザー治療などにより多くの血管病変が治療可能になっており，脳膿瘍や敗血症，肝不全などの重篤な合併症が併発しなければ予後は比較的良好になってきている．

文　献

1) Dakeishi M, Shioya T, Wada Y, et al：Genetic epidemiology of hereditary hemorrhagic telangiectasia in a local community in the northern part of Japan. *Hum Mutat*, **19**(2)：140-148, 2002.
2) Guttmacher AE, Marchuk DA, White RI Jr：Hereditary hemorrhagic telangiectasia. *N Engl J Med*, **333**(14)：918-924, 1995.
3) 竹中勝信：分子病態生理．遺伝性出血性末梢血管拡張症（HHT）の診療マニュアル（遺伝性出血性末梢血管拡張症・診療ガイドライン作成委員会　塩谷隆信編），中外医学社，2011.
4) 津田昌明，梅林芳弘，真鍋　求：皮膚の末梢血管拡張症．遺伝性出血性末梢血管拡張症（HHT）の診療マニュアル（遺伝性出血性末梢血管拡張症・診療ガイドライン作成委員会　塩谷隆信編），中外医学社，2011.
5) Ruiz-Llorente L, Gallardo-Vara E, Rossi E, et al：Endoglin and alk1 as therapeutic targets for hereditary hemorrhagic telangiectasia. *Expert Opin Ther Targets*, **21**(10)：933-947, 2017.
6) McDonald J, Wooderchak-Donahue W, VanSant Webb C, et al：Hereditary hemorrhagic telangiectasia：genetics and molecular diagnostics in a new era. *Front Genet*, **6**：1, 2015.
7) 難病情報センター：オスラー病（指定難病 227）．〔https://www.nanbyou.or.jp/entry/4352〕

MB Derma, 317：65-71, 2022.

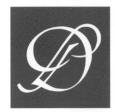

◆特集／母斑・母斑症の診療 update—基礎から実践まで—

基底細胞母斑症候群

荒畑幸絵* 藤井克則**

Key words：基底細胞母斑症候群（basal cell nevus syndrome；BCNS），母斑基底細胞癌症候群（nevoid basal cell carcinoma syndrome；NBCCS），Gorlin 症候群（Gorlin syndrome），ヘッジホッグシグナル（hedgehog signaling），PTCH1

Abstract 基底細胞母斑症候群（basal cell nevus syndrome；BCNS）（MIM#109400）は母斑基底細胞癌症候群（nevoid basal cell carcinoma syndrome；NBCCS），Gorlin 症候群とも呼ばれ，1960 年に Gorlin & Goltz によって報告された高発癌性遺伝性疾患である．顎骨内囊胞，皮膚小陥凹，椎骨肋骨異常などの身体奇形と基底細胞癌，髄芽腫，角化囊胞性歯原性腫瘍，卵巣腫瘍などの腫瘍形成を特徴とする神経皮膚症候群であり，その責任遺伝子として 1996 年にショウジョウバエの体節極性遺伝子 *patched* のヒトホモログ *PTCH1* が同定された．PTCH1 はヘッジホッグタンパクの受容体であり，このヘッジホッグシグナル伝達経路はヒトの形態形成に重要な役割を持ち，その異常は身体奇形や発癌などの多様な症候スペクトラムを呈する．

概念・定義

基底細胞母斑症候群（basal cell nevus syndrome；BCNS）（MIM#109400）は母斑基底細胞癌症候群（nevoid basal cell carcinoma syndrome；NBCCS）や Gorlin 症候群とも呼ばれ，1960 年に Gorlin & Goltz によって報告された常染色体顕性（優性）遺伝疾患である[1)2)]．皮膚小陥凹，椎骨肋骨異常，大脳鎌石灰化，大頭症などの身体奇形と基底細胞癌，髄芽腫，角化囊胞性歯原性腫瘍，心臓線維腫，卵巣腫瘍などの腫瘍形成を特徴とする神経皮膚症候群であり（図1）[3)]，その責任遺伝子として 1996 年にショウジョウバエの体節極性遺伝子 *patched* のヒトホモログ *PTCH1* が同定された[4)5)]．PTCH1 はヘッジホッグの受容体であり，その異常は身体奇形や発癌などを呈する[6)]．

疫　学

疫学調査はイギリス，オーストラリア，日本で行われており，イギリスの有病率が 5 万 5,600 人に 1 人，オーストラリアが 16 万 4,000 人に 1 人であるのに対し，日本では 23 万 5,800 人に 1 人[7)]と報告されている．また古くは古代エジプト人の骨にも基底細胞母斑症候群の所見がある[8)]．

本邦では，2010〜2011 年に厚生労働省難治性疾患克服研究事業の「Gorlin 症候群の病態解明と治療法確立のための臨床的研究」班により初めての全国調査が行われ，基底細胞母斑症候群患者が日本に 311 人存在すること，基底細胞癌の発症率は欧米と比較して低いが，全生涯を通じて発症するため継続診療が必要であることが報告された[7)]．2015 年からは小児慢性特定疾患治療研究事業に認定され，公的助成が開始されている．

病　因

Gorlin 症候群は常染色体顕性（優性）遺伝を示す神経皮膚症候群である．1996 年にその責任遺伝子

---

* Yukie ARAHATA，〒286-8520 成田市畑ヶ田852　国際医療福祉大学成田病院小児科，講師
** Katsunori FUJII，同，部長

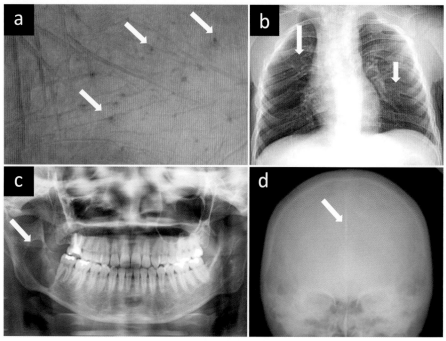

図 1. 基底細胞母斑症候群でみられる臨床徴候
    a：手掌小陥凹
    b：癒合肋骨（肋骨奇形）
    c：角化嚢胞性歯原性腫瘍（顎骨嚢胞）
    d：大脳鎌石灰化

が PTCH1 であることが見出され，以後，同遺伝子の変異が報告されるようになった[4)5)]．PTCH1 はヒト9番染色体上で24個のエクソンから構成され，1,447 個のアミノ酸をコードしている．PTCH1 は12個の膜貫通領域，2個の細胞外大ループ，1個の細胞内大ループを有する 12 回膜貫通型細胞膜タンパクであり，Sonic hedgehog の受容体として機能する[5)]．Gorlin 症候群の遺伝子診断はこの PTCH1 を中心に行われ，現在まで 100 以上の遺伝子変異が同定されている．Kimonis の診断基準を満たすものであれば，その検出精度は 80% 以上にもなり，疾患における特異度は高い．PTCH1 変異の内容では挿入・欠失・変異によるフレームシフト変異が最多だが，点変異や全欠失変異も多数報告されている[9)10)]．一般的には表現型と遺伝子型に相関はないとされており，現在は腫瘍形成と遺伝子型の関連について研究が進行中である．PTCH1 遺伝子は形態形成に重要な役割を持つ遺伝子であり，発達段階および分化の過程で様々なアイソフォームが利用されて形態形成が進行することが判明している[11)]．

病　態

PTCH1 タンパクはヘッジホッグ経路の主要な構成分子である．すなわちリガンドとしてのヘッジホッグ，受容体としての PTCH1，隣接タンパクである SMO，転写因子の GLI からなり，種間で高度に保存された細胞の基本的増殖経路である（図2）．このなかで PTCH1 と SMO は細胞内小器官である primary cilium に局在しており，ヘッジホッグの結合によりこの cilium 内を移動することが近年明らかになった．

ヘッジホッグ経路は基本的に抑制系回路であり，ヘッジホッグタンパクが PTCH1 へ結合することにより PTCH1 から SMO の抑制が解除され，SMO から GLI へのシグナルが亢進する．活性化される GLI は転写調節因子であり，その標的遺伝子である PTCH1 や GLI をはじめとした関連遺伝子の転写を亢進させることになる（図2）．

PTCH1 遺伝子変異は PTCH1 ハプロ不全をき

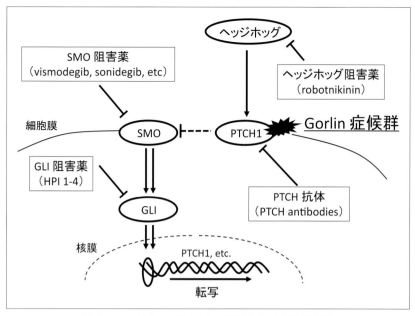

図 2. ヘッジホッグシグナル経路と阻害薬作用部位
リガンドのヘッジホッグは受容体の PTCH と結合する. 結合により隣接タンパクの SMO への抑制が解除され, 転写因子である GLI が活性化し, 標的遺伝子の転写が開始される. 基底細胞母斑症候群はこのなかの PTCH のハプロ不全により発症する.

たし, それにより SMO への抑制が解除されることから, 結果としてヘッジホッグシグナルが亢進状態となり, 出生前であれば先天奇形(手掌足底小陥凹, 肋骨奇形, 大頭症)を, 出生後であれば腫瘍形成(基底細胞癌, 髄芽腫, 角化囊胞性歯原性腫瘍, 心臓線維腫, 卵巣腫瘍)が臨床症状として生じる. 腫瘍細胞のゲノム解析では loss of heterozygosity が報告されており, *PTCH1* ががん抑制遺伝子であることも示されている.

近年, 髄芽腫の分子病態解明が急速に進み, 4 つの分子サブグループ(Wnt, Shh, Group 3, Group 4)が髄芽腫の病因として同定されている[12]. ヘッジホッグ経路(Shh)はこの 1 つであり, その経路亢進に伴って主に desmoplastic medulloblastoma をきたすことが報告されている[12]. 今後は髄芽腫における分子サブグループを同定し, 各々の経路に応じた抗腫瘍薬の投与が行われることが期待されている.

臨床症状

Gorlin 症候群の症状は大きく発生異常, 腫瘍の2つに分類される.

発生異常としては, 肋骨奇形, 手掌・足底の小陥凹, 大脳鎌石灰化, 大頭症などがあり, 腫瘍では基底細胞癌, 角化囊胞性歯原性腫瘍, 髄芽腫, 卵巣線維腫, 心臓線維腫などが挙げられる.

1. 発生異常
a)肋骨奇形

二分肋骨, 肋骨扁平化などを認め, X 線検査により偶然発見されることもあるが, 通常症状は認めない. 胎生期から認められ, その後の変化はみられない. 日本での頻度は 36.4%である.

b)手掌・足底の小陥凹

手掌や足底にみられる小陥凹で, 多数認められる. 組織学的には角質層の欠損, 顆粒層の菲薄化, 表皮有棘層の空胞形成, 不規則の乳頭間突起を認める.

c)大脳鎌石灰化

X 線上で大脳鎌の石灰化を認める. 幼少期には認められず, 日本の調査では最年少は 8 歳であった.

d)大頭症

出生後より認められ, 非特異的な脳室拡大を呈

し，脳室腹腔シャントを要する症例もみられる．日本では 26.5% である．

2．腫瘍

a）基底細胞癌

本症候群に特徴的な癌であり，年齢依存的に発症率は高くなる．悪性化も報告されており経過に注意が必要である．日本では平均発症年齢は 37.4 歳である．

b）角化嚢胞性歯原性腫瘍

顎骨に認められ，歯列不正で気づかれ，診断契機になることがある．顎の機能障害をきたすこともあり早期の治療が必要である．日本での発症平均年齢は 19.8 歳である．

c）髄芽腫

2 歳頃に発症し，組織学的には desmoplastic type が多く，比較的予後はよい．日本での頻度は 3.3% である．放射線治療部位に二次性に基底細胞癌が発生しやすいことが報告されている．

d）卵巣線維腫

良性腫瘍であり，無症状で気づかれない場合もあるが，増大時には卵巣捻転のリスク，頻尿，便秘を生じることがある．日本での頻度は 12.5% である．

e）心臓線維腫

多くは増大することなく心機能への影響を認めないが，胎児期に不整脈や心不全をきたすこともある．日本での頻度は 2.1% である．

日本での Gorlin 症候群 22 家系 25 症例の調査では，平均年齢 14.3 歳で，診断基準の大症状に含まれる角化嚢胞性歯原性腫瘍を 80%，大脳鎌石灰化を 64%，皮膚小陥凹を 64% の頻度で認め，英国，米国，オーストラリアからの報告とほぼ同様であった．海外と本邦での有病率の相違が大きい症候が基底細胞癌である．日本では基底細胞癌は全体で 20%，20 歳以上 40%，40 歳以上 50% であるが，米国では白人全体で 80%，20 歳以上 91%，40 歳以上 97% の発症率であり，明らかに日本での発症率は低い．白人種と有色人種間で基底細胞癌の発症率に有意差があることが報告されており，Gorlin 症候群患者の基底細胞癌発症にも人種が影響している可能性がある．

また，Kimonis の診断基準に含まれないが全国調査で認められた症候としては，脳梁低形成，empty sella，脳梁欠損，脂肪腫，心室内線維腫，眼底腫瘍，星状膠細胞腫が挙げられる．ヘッジホッグシグナルが生体全体に影響し，多様な症候スペクトラムを呈することを示唆している．また，Gorlin 症候群では遺伝子型と表現型の一致は認められておらず，同一家系内でも症状は様々である．

臨床診断と遺伝学検査

1．診断基準

Kimonis らによって報告された診断基準が最も頻用されている（表 1）[13]．その内容は 6 つの大項目（基底細胞癌，顎骨嚢胞，手掌足底小陥凹，大脳鎌石灰化，肋骨異常，1 親等以内の家族歴）と 6 つの小項目（大頭症，先天奇形，骨格異常，X 線異常，卵巣線維腫，髄芽腫）からなり，そのなかで 2 つの大項目，あるいは 1 つの大項目と 2 つの小項目があれば，臨床的に基底細胞母斑症候群と診断することができる[13]．

本患者は，幼少期の 2〜3 歳頃に小脳髄芽腫を生じることがある．頻度は 1〜3% と低いが，中枢神経症状が本疾患の診断の契機になり得る．したがって小児の髄芽腫をみた場合には，原疾患として基底細胞母斑症候群の存在を検討することが望ましい．また，基底細胞母斑症候群の臨床面で興味ある現象として，この髄芽腫に対する放射線治療（前脊髄照射）の後に，照射部位に一致した皮膚に基底細胞癌などの腫瘍が発生することが知られている[14]．皮膚線維芽細胞やリンパ芽球細胞を用いた基礎実験からは細胞周期異常の存在が示唆されており，責任遺伝子 PTCH1 のがん抑制遺伝子の性質から治療応用への模索が続いている．したがって，基底細胞母斑症候群患者では不必要かつ過度の X 線照射は避けることが望ましい．

本疾患では既に診断基準が提唱されているため，主要症候があれば診断自体は容易だが，幼少期にはまだ特徴的な症状が出現しないため，早期

表 1. 基底細胞母斑症候群の診断基準（文献 13 より引用）

大項目
1．基底細胞癌（2つ以上，または 20 歳未満）
2．角化嚢胞性歯原性腫瘍（組織学的証明）
3．手掌または足底小陥凹（3つ以上）
4．大脳鎌石灰化
5．肋骨奇形（二分肋骨，癒合肋骨，著明な扁平肋骨）
6．家族歴（1 親等以内）

小項目
1．大頭症（身長補正したもの）
2．先天奇形：口蓋裂あるいは口唇裂，前額突出，粗野顔貌，中等度から重度の眼間乖離
3．その他の骨奇形：スプレンゲル変形，胸郭変形，著明な合指症
4．放射線学的異常：トルコ鞍の骨性架橋，椎骨奇形（片椎体，癒合/延長椎体），手足のモデリング変形，手足の火焔様透過像，
5．卵巣線維腫
6．髄芽腫

大項目2か大項目1+小項目2があれば，基底細胞母斑症候群と診断される.

診断が困難な場合がある．また常染色体顕性（優性）遺伝でありながら新規の突然変異が多く（70%），家族歴が存在しない症例も多い．したがって臨床症状が未出現であることが予想される状況では，*PTCH1* 遺伝子診断を考慮する必要がある．

2．遺伝学的検査

Gorlin 症候群ではほとんどが *PTCH1* 変異により生じる．フレームシフト変異が最多であり，次に多いナンセンス変異と合わせると両者で約66%を占める．サンガー法での変異検出率は82%であり，約10%が MLPA 法やマイクロアレイ法を用いて大きな欠失，重複が検出される．変異が未検出の家系は8%あり，次世代シークエンサーなどによる，より広範囲な遺伝子解析が必要な可能性がある．

我々が行った基底細胞母斑症候群 25 家系 28 例の *PTCH1* 遺伝子解析では，*PTCH1* 変異の56%に塩基の挿入/欠失変異（全欠失を含む）があり，これらはフレームシフトから結果として不完全タンパクが生じることで，本症候群を発症したと考えられる．また一塩基置換によるミスセンス変異も認められたが，この変異は sterol sensing domain（SSD）の一部である第4膜貫通領域に存在した．SSD はコレステロールや細胞内小胞の輸送に重要な役割を持ち，PTCH のみならずいくつかの膜タンパクで相同性が確認されている．

PTCH1 変異部位は *PTCH1* のほぼ全領域に分布していたが，細胞内外ループにあるものが全体の85%を占めた．PTCH1 タンパクはヘッジホッグの受容体であり，細胞内外ループの遺伝子変異によりタンパク構造が変化することで受容体機能が低下し疾患の発症に関与すると考えられる．

臨床診断の問題点としては，臨床症状が多岐にわたるため診療科も様々であり，疾患の知名度の低さから基底細胞母斑症候群の診断が遅れる傾向にある．しかし特徴的な臨床症状から外来レベルでも診断が可能であるため，基底細胞母斑症候群がどのような疾患であるか，医療関係者に対する一層の啓発活動も望まれる．

治療と予後

基底細胞母斑症候群に対する根本的治療は，残念ながら現時点では存在しない．基底細胞癌に対しては外科的切除と抗がん薬投与が主として行われる．高齢者になれば頻発する傾向にあり，主に基底細胞癌への対処が中心となる．また幼少期の髄芽腫とそれ以降に発症する髄膜腫には注意が必要であり，早期に発見して外科的切除を行うことが望まれる．基底細胞母斑症候群の症候は全身で認められ多彩であるため，多くの専門家が関わる総合的なマネジメントが必要である．癌の発生，合併症，腫瘍・角化性嚢胞の特異的治療などが重要である．

1．基底細胞癌（basal cell carcinoma；BCC）

基底細胞母斑症候群では，加齢とともに BCC の発症率が上昇し，特に20歳以降で多発するため早期に発見し治療を行うことが重要である．定期的に診察し，早期に除去することで生命予後は良好である．BCC の治療として本邦では外科的切除が主流であるが，他にレーザー治療，imiquimod クリーム外用なども選択肢として挙げられる．外科的切除を行った際には病理で病型を確認し，腫瘍の数，大きさにより切除可能かを判断する．手術切除の長期の副作用として瘢痕，稀に神経損傷が挙げられる．切除し断端で腫瘍が完全に切除されているかを確認できる点は手術療法の利点でもある．局所進行性 BCC や転移性 BCC に対しては，切除以外の方法が用いられる．

基底細胞母斑症候群患者に限らず，多くの BCC 患者で PTCH1 遺伝子の体細胞変異を認めることが報告され，ヘッジホッグ経路阻害薬が BCC 治療薬として開発されるようになった．2012年にアメリカ食品医薬品局（FDA）により，ヘッジホッグ経路阻害薬 vismodegib（Erivedge®）が初の治療薬として承認された．Vismodegib は SMO 阻害薬の内服薬であり，転移性 BCC や局所進行性 BCC に対し30〜43％の腫瘍縮小効果を認め，治療効果が認められている．一方で筋痙攣，味覚障害，消化器症状（下痢，便秘など），脱毛，体重減少などの副作用が30％と高率に認められた．Gorlin 症候群に対する vismodegib の多施設ランダム化二重盲検プラセボコントロール試験では，vismodegib 投与群で新たな BCC 発生が少なく，既存の BCC の大きさは縮小したが，観察期間3年間を治療継続できたのは17％であったと報告されている．

2015年には新たな SMO 阻害薬である sonidegib（Odomzo®）が FDA に承認された．局所進行性 BCC，転移性 BCC 患者に対し，sonidegib を投与し，有効率は 200 mg/day 投与群で36％，800 mg/day 投与群で34％であった．観察期間6か月間で副作用のために継続困難となった症例は，200 mg/day 投与群で22％，800 mg/day 投与群で36％

であった．副作用には血清 CK，リパーゼ上昇がある．基底細胞母斑症候群患者の BCC 13個に対し，sonidegib 0.75％クリーム週2回4週間塗布を行い，有効であったと報告されている．

2．髄芽腫

一般に髄芽腫では外科的切除，放射線療法，化学療法の併用療法が行われることが多いが，基底細胞母斑症候群は高発がん性疾患であり，放射線照射部位に二次性腫瘍が発生することがあるため，基底細胞母斑症候群の髄芽腫患者に対し放射線治療を行うことは慎重にするべきである．実際に基底細胞母斑症候群患者の髄芽腫に対し，放射線治療を行った結果，照射部位に一致して BCC，骨軟骨腫，髄膜腫，神経鞘腫などが多発したと報告されている．

ヘッジホッグ経路阻害薬である vismodegib を転移性多発性髄芽腫患者に対し投与し，投与開始2か月で腫瘍の縮小を認めたが，その3か月後には再発が確認された．再発後の腫瘍解析では初発時に確認されていなかった SMO の体細胞変異が vismodegib 結合部位に検出され，耐性獲得の原因と考えられた．

3．角化嚢胞性歯原性腫瘍（keratocystic odontogenic tumor；KCOT）

Gorlin 症候群患者における KCOT は非症候群患者の KCOT と比較し，より若年で発症し，多発性，再発性が高く，悪性化しやすい特徴がある．最も一般的な治療は手術による摘出であり，再発予防のためには病変を十分に掻爬することが重要である．放射線治療は二次性腫瘍発生のリスクがあり避けるべきである．平均再発期間は3年であり歯科口腔外科での定期診察が必要である．

新規治療薬の開発

近年ヘッジホッグシグナルに対する分子標的薬の開発が進み，前述の vismodegib や sonigideb 以外にも，ヘッジホッグ経路を阻害する低分子化合物の臨床試験が行われている（図2，表2）．形態形成期であればこの阻害薬によりヘッジホッグシグ

表 2. ヘッジホッグ経路に対する分子標的薬
（文献 15 より改変）

1．hedgehog ligand 阻害薬 　neutralizing antibodies（5E1），robotnikinin 2．SMO 作動薬 　cyclopamine, saridegib, vismodegib, sonidegib, 　glasdegib, taladegib, LEQ506, TAK-441, XL-139, 　itraconazole 3．GLI 阻害薬 　HPI-1, HPI-2, GANT-56, GANT-61, ATO 4．BET 阻害薬 　JQ1 5．aPKC 阻害薬 　PSI 6．phosphodiesterase 阻害薬 　NVP-ABE171, cilomilast 7．自然化合物 　deguelin, siegesbeckia glabrescens extracts, 　vitamin D_3

SMO：smoothened, GLI：glioma-associated oncogene,
BET：bromodomain and extra-terminal domain family of
proteins, aPKC：atypical protein kinase C

ナルが阻害されて身体奇形が生じるが，形態形成
終了後であれば，奇形を生じることなくこの経路
に依存的な腫瘍の増殖を阻害することができる．
したがって個体成立後のヘッジホッグ経路依存性
腫瘍はよい適応になる．現在治験が進行中のヘッ
ジホッグ経路阻害薬は表 2 の通りである[15]．

　発生生物学上のヘッジホッグタンパクの発見か
ら 25 年以上が経過して，ヒトの疾病治療に分子生
物学的知見が応用される時代となった．今後も本
経路の分子メカニズムの解明を受けて臨床応用が
進んでいくと考えられる．

文　献

1) Gorlin RJ, Goltz RW：Multiple nevoid basal-cell epithelioma, jaw cysts and bifid rib. A syndrome. *N Engl J Med*, **262**：908-912, 1960.

2) Gorlin RJ：Nevoid basal-cell carcinoma syndrome. *Medicine*, **66**：98-113, 1987.

3) Fujii K, Miyashita T：Gorlin syndrome（nevoid basal cell carcinoma syndrome）：update and literature review. *Pediatr Int*, **56**：667-674, 2014.

4) Hahn H, Wicking C, Zaphiropoulous PG, et al：Mutations of the human homolog of drosophila patched in the nevoid basal cell carcinoma syndrome. *Cell*, **85**：841-851, 1996.

5) Johnson RL, Rothman AL, Xie J, et al：Human homolog of patched, a candidate gene for the basal cell nevus syndrome. *Science*, **272**：1668-1671, 1996.

6) 藤井克則, 宮下俊之：ヘッジホッグと形態形成—発生生物学から臨床医学への応用—. 脳と発達, **41**：247-252, 2009.

7) Endo M, Fujii K, Sugita K, et al：Nationwide survey of nevoid basal cell carcinoma syndrome in Japan revealing the low frequency of basal cell carcinoma. *Am J Med Genet A*, **158**A：351-357, 2012.

8) Satinoff MI, Wells C：Multiple basal cell naevus syndrome in ancient Egypt. *Med Hist*, **13**：294-297, 1969.

9) Fujii K, Kohno Y, Sugita K, et al：Mutations in the human homologue of Drosophila patched in Japanese nevoid basal cell carcinoma syndrome patients. *Hum Mutat*, **21**：451-452, 2003.

10) Fujii K, Ishikawa S, Uchikawa H, et al：High-density oligonucleotide array with sub-kilobase resolution reveals breakpoint information of sub-microscopic deletions in nevoid basal cell carcinoma syndrome. *Hum Genet*, **122**：459-466, 2007.

11) Uchikawa H, Toyoda M, Nagao K, et al：Brain- and heart-specific Patched-1 containing exon 12b is a dominant negative isoform and is expressed in medulloblastomas. *Biochem Biophys Res Commun*, **349**：277-283, 2006.

12) Northcott PA, Jones DTW, Kool M, et al：Medulloblastomics：the end of the beginning. *Nat Rev Cancer*, **12**：818-834, 2012.

13) Kimonis VE, Goldstein AM, Pastakia B, et al：Clinical manifestations in 105 persons with nevoid basal cell carcinoma syndrome. *Am J Med Genet*, **69**：299-308, 1997.

14) O'Malley S, Weitman D, Olding M, et al：Multiple neoplasms following craniospinal irradiation for medullo blastoma in a patient with nevoid basal cell carcinoma syndrome. Case report. *J Neurosurg*, **86**：286-288, 1997.

15) Skoda AM, Simovic D, Karin V, et al：The role of the Hedgehog signaling pathway in cancer：A comprehensive review. *Bosn J Basic Med Sci*, **8**：8-20, 2018.

FAX による注文・住所変更届け

改定：2015 年 1 月

　毎度ご購読いただきましてありがとうございます．

　読者の皆様方に小社の本をより確実にお届けさせていただくために，FAX でのご注文・住所変更届けを受けつけております．この機会に是非ご利用ください．

◇ご利用方法

　FAX 専用注文書・住所変更届は，そのまま切り離して FAX 用紙としてご利用ください．また，注文の場合手続き終了後，ご購入商品と郵便振替用紙を同封してお送りいたします．**代金が 5,000 円をこえる場合，代金引換便とさせて頂きます．**その他，申し込み・変更届けの方法は電話，郵便はがきも同様です．

◇代金引換について

　本の代金が 5,000 円をこえる場合，代金引換とさせて頂きます．配達員が商品をお届けした際に，現金またはクレジットカード・デビットカードにて代金を配達員にお支払い下さい(本の代金＋消費税＋送料)．(※年間定期購読と同時に 5,000 円をこえるご注文を頂いた場合は代金引換とはなりません．郵便振替用紙を同封して発送いたします．代金後払いという形になります．送料は定期購読を含むご注文の場合は頂きません)

◇年間定期購読のお申し込みについて

　年間定期購読は，1 年分を前金で頂いておりますため，代金引換とはなりません．郵便振替用紙を本と同封または別送いたします．送料無料，また何月号からでもお申込み頂けます．

　毎年末，次年度定期購読のご案内をお送りいたしますので，定期購読更新のお手間が非常に少なく済みます．

◇住所変更届けについて

　年間購読をお申し込みされております方は，その期間中お届け先が変更します際，必ずご連絡下さいますようよろしくお願い致します．

◇取消，変更について

　取消，変更につきましては，お早めに FAX，お電話でお知らせ下さい．

　返品は，原則として受けつけておりませんが，返品の場合の郵送料はお客様負担とさせていただきます．その際は必ず小社へご連絡ください．

◇ご送本について

　ご送本につきましては，ご注文がありましてから約 1 週間前後とみていただきたいと思います．お急ぎの方は，ご注文の際にその旨をご記入ください．至急送らせていただきます．2〜3 日でお手元に届くように手配いたします．

◇個人情報の利用目的

　お客様から収集させていただいた個人情報，ご注文情報は本サービスを提供する目的(本の発送，ご注文内容の確認，問い合わせに対しての回答等)以外には利用することはございません．

　その他，ご不明な点は小社までご連絡ください．

株式会社 全日本病院出版会
〒113-0033 東京都文京区本郷 3-16-4-7F
電話 03(5689)5989　FAX03(5689)8030　郵便振替口座 00160-9-58753

FAX 専用注文用紙 5,000 円以上代金引換 (皮 '21.10)

年　月　日

住 所 変 更 届 け

お 名 前	フリガナ	
お客様番号		毎回お送りしています封筒のお名前の右上に印字されております8ケタの番号をご記入下さい。
新お届け先	〒　　　　　都 道 　　　　　　府 県	
新電話番号	（　　　　　）	
変更日付	年　　月　　日より	月号より
旧お届け先	〒	

※ 年間購読を注文されております雑誌・書籍名に✓を付けて下さい。

☐ Monthly Book Orthopaedics （月刊誌）
☐ Monthly Book Derma. （月刊誌）
☐ 整形外科最小侵襲手術ジャーナル （季刊誌）
☐ Monthly Book Medical Rehabilitation （月刊誌）
☐ Monthly Book ENTONI （月刊誌）
☐ PEPARS （月刊誌）
☐ Monthly Book OCULISTA （月刊誌）

バックナンバー一覧

Monthly Book

Derma.
デルマ

―――― 2022 年度　年間購読料　42,130 円 ――――
通常号：定価 2,750 円（本体 2,500 円＋税）× 11 冊
増大号：定価 5,500 円（本体 5,000 円＋税）× 1 冊
増刊号：定価 6,380 円（本体 5,800 円＋税）× 1 冊

※各号定価：本体 2,500 円＋税（増刊・増大号は除く）

※ 2016 年以前のバックナンバーにつきましては，弊社ホームページ（https://www.zenniti.com）をご覧ください.

━━━━━ 次号予告（2月号）　掲載広告一覧 ━━━━━

ここまでできる！最新オフィスダーマトロジー

編集企画／野村皮膚科医院院長　　　野村　有子

編集主幹：照井　正　日本大学教授	**No. 317　編集企画**：
大山　学　杏林大学教授	金田眞理　大阪大学寄附講座教授

Monthly Book Derma.　No. 317

2022 年 1 月 15 日発行（毎月 15 日発行）
　　定価は表紙に表示してあります．
　　　　　Printed in Japan

発行者　　末　定　広　光
発行所　　株式会社　**全日本病院出版会**
〒 113-0033　東京都文京区本郷 3 丁目 16 番 4 号 7 階
　　　　　　電話　(03)5689-5989　Fax　(03)5689-8030
　　　　　　郵便振替口座 00160-9-58753
印刷・製本　三報社印刷株式会社　　　電話　(03)3637-0005
広告取扱店　㈱メディカルブレーン　　電話　(03)3814-5980

Ⓒ ZEN・NIHONBYOIN・SHUPPANKAI, 2022